不热

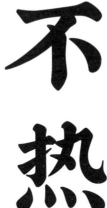

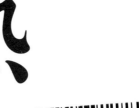

护肤
根本

U0240006

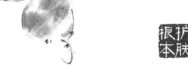

陈彤云 曲剑华◎著

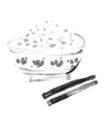

北京科学技术出版社

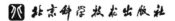

图书在版编目（CIP）数据

不热 / 陈彤云，曲剑华著 . — 北京：北京科学技术出版社，2023.11
ISBN 978-7-5714-3197-6

Ⅰ . ①不… Ⅱ . ①陈… ②曲… Ⅲ . ①皮肤病—中医临床—经验—中国—现代 Ⅳ . ① R275

中国国家版本馆 CIP 数据核字 (2023) 第 158772 号

策划编辑：马心湖	电　话：0086-10-66135495（总编室）	
责任编辑：田　恬	0086-10-66113227（发行部）	
责任校对：贾　荣	网　址：www.bkydw.cn	
装帧设计：源画设计	印　刷：三河市国新印装有限公司	
图文制作：旅教文化	开　本：889 mm×1194 mm　1/32	
责任印制：李　茗	字　数：105千字	
出 版 人：曾庆宇	印　张：6.5	
出版发行：北京科学技术出版社	版　次：2023年11月第1版	
社　　址：北京西直门南大街16号	印　次：2023年11月第1次印刷	
邮政编码：100035		
ISBN 978-7-5714-3197-6		

定　　价：59.00元

序

我是陈彤云，1921年生人，有幸与党同龄。我是一名中医皮肤科医生，做医生已近80年了。

我已经年过百岁，不过精神还算不错。在新型冠状病毒肺炎疫情发生之前，我每周还是会坚持出诊半天。在出诊前，我会在脸上涂一点儿护肤霜，画个淡妆，戴上珍珠耳环，尽量让自己显得精神好一点儿，向患者传达一种积极向上的态度，这样患者来看病的时候心情也会好一点儿，有助于他们恢复。

我虽然年龄超过百岁了，但是脸上仍然白皙、有光彩，几乎没有老年斑，所以总有人来问我有什么护肤秘诀。有些传闻传得神乎其神，甚至有人说我从小就用我父亲研究出来的美容"秘方"，还有人说我把祖传的药物涂在了脸上……这样的传闻越来越多，以至于很多人认为我真有什么"灵丹妙药"，能够让我永葆青春。

其实，我并没有什么独门秘方。不过，从数以百万计的皮肤病患者身上，以及根据我多年的护肤经验，我还是总结出了一点儿皮肤好的人的生活方式：如果能过上"不热"的生活，人就能避免大部分的皮肤问题，同时长时间保持身体健康。

其实，一切皮肤问题都是身体内在问题的反映，保养皮肤绝不能单纯地在表面下功夫。保养皮肤是一个系统性工程。

在这本书里，我会把我的护肤经验、护肤方法，以及我在临床中帮助患者治疗皮肤问题的方法介绍给你。

我真心希望你在日常生活中关于皮肤问题的烦恼慢慢减少，每天都能把笑容挂在脸上。

国医大师　陈彤云

目　录

写在前面：我是一个有 80 年工龄的中医皮肤科医生 / 001

01　我的从医之路 / 001

02　我与中医学科的缘分 / 007

03　什么是名医？ / 009

04　生命不止，工作不止 / 016

第一章　当代人的皮肤问题，热胜于湿 / 019

01　皮肤问题从哪里来？ / 021

02　现在年轻人的皮肤问题诱因：热胜于湿 / 025

03　全球变暖，天气更热 / 027

04　情志过极，化火生热 / 029

05　滥用激素，变成"红脸蛋"/ 031

06　营养太好，吃得太多 / 032

07 天天熬夜，不想睡觉 / 035

08 长期盯着电子产品 / 037

第二章　避免湿热，就可以避免大部分的皮肤问题 / 039

01 别毁了脾胃的"肥料" / 041

02 排便状况反映胃肠的健康情况 / 045

03 口干口渴，多有内热 / 048

04 小小月经，大大问题 / 050

05 五种面色，五种健康状态 / 052

06 中医治疗皮肤病，只要辨证准、用药准，肯定

有效 / 056

07 激素依赖，如何摆脱 / 059

08 都是痤疮，治疗有别 / 062

09 脸红不一定是害羞，也可能是玫瑰痤疮 / 068

10 黄褐斑，别心急 / 072

第三章　顺应四时，护肤才有效 / 083

01 春天来了 / 085

02 春天要养肝 / 087

03 春天要防"风" / 093

04 春季食疗配方 / 097

05 夏天来了 / 104

06 夏天要养心 / 106

07 夏天更要防"热" / 109

08 长夏护脾 / 112

09 夏季食疗方 / 115

10 秋天来了 / 123

11 秋天要养肺 / 125

12 秋天要防"燥" / 129

13 秋季食疗方 / 133

14 冬天来了 / 140

15 冬天要养肾 / 141

16 冬天防"寒" / 144

17 冬季食疗方 / 147

第四章　开启少热、少湿的养肤生活 / 161

01　《黄帝内经》中的养肤智慧 / 163

02　养成好的养肤习惯，至少需要坚持 28 天 / 165

03　小习惯有大功效 / 167

04　我们需要晒太阳，但是也一定要防晒 / 169

05　步行能力极为重要 / 171

06　让肚子饿一饿 / 173

07　抹在脸上的要简单，吃到肚子里的要复杂 / 174

08　有三种东西，我不吃 / 177

09　我的一日三餐 / 180

10　让自己专注做事 / 182

11　别给自己太大压力 / 185

12　保养皮肤，没有捷径可走 / 188

写在最后：大弟子曲剑华的心愿 / 190

写在前面：
我是一个有 80 年工龄的
中医皮肤科医生

01　我的从医之路

我是 1921 年生人，有幸与党同龄。我是一名中医皮肤科医生，到 2023 年，做医生已经有近 80 年了。

我走上中医道路很久了，其中既有必然性，也有偶然性。

为什么说有必然性呢？因为我出身于中医家庭。我的爸爸叫陈树人，是民国时期京城中有名的中医，而且他从 20 岁就开始做中医了。我就是在中医的环境中长大的。

我妈妈身体不好，有慢性支气管炎。我从小就给我妈妈买药，天天都要去北京东四十条的德安堂。那时候，每味药材都装在一个小包里，比方说桂枝一个包，甘草一个包，麻黄又是一个包。一个包里还有一张小画片儿，是粉色的，好看极了。那小片儿印着图，比方说甘草是什么样，它上面就有一幅甘草的图；桂枝什么样，图上就印着一株桂枝。我把药材拿回家，把小画片儿存起来。我从这儿学到了什么是甘草，什么是桂枝，什么是麻黄。

我爸爸说，你怎么也喜欢看这种小画片儿？我说这些小画片儿看着多好看啊。我爸爸看到我喜欢那些小画片儿，他也高兴。

小的时候，我老在爸爸身边，听他给徒弟讲解中医经典、本草、汤头。他教给徒弟的知识，我在旁边一边玩一边听，听多了就记住了。我爸爸说，这叫小青龙汤，我就知道了什么叫小青龙汤。我爸爸又说那个是苓桂术甘汤，那个汤的方子哪儿又变了，我就知道了汤方是可以调整的。我从小就听他说方子：青龙汤、苓桂术甘汤、银翘散……每次学校放假后，我都愿意待在他身边，帮忙抄方写药，拉纸研墨。我就在这样的环境里长大了，从小就受到了中医的影响。

我 12 岁的时候，正在上六年级，小学还没毕业呢。有一天，我爸爸的诊所来了一群急匆匆的人，他们是来给一个只有 5 岁的小男孩看病的。这孩子得了猩红热，高烧 5 天不退，嗓子又疼又肿。

这个孩子的爸爸在当时是个大人物，只有一个儿子。经过一个星期，我爸爸把这个小男孩的高烧和嗓子疼完全治好了。这个孩子的爸爸对我爸爸十分感激。他带着军乐队来感谢我爸爸，还做了一块大匾，写的是"功高保育"四个大字——字是金的，特别漂亮。送匾的那天，军乐队在前面走，后面的人抬着这块匾，孩子的爸爸就走在匾的前面。当时，这件事轰动了整条胡同，连老君堂都知道了。

我当时还是个小孩，哪里见过这样的场面，震撼极了。这一件事让我懂得，我爸爸是医术很高明的医生，他是能够救人的。我当时特别单纯，对我爸爸非常尊敬，也喜欢我爸爸所用的医学方法，这奠定了我的思想基础：中医能治病、能救人——小孩就懂这个。

这个思想给孩提时候的我埋下了很深的根，是我为什么学中医，为什么要走进中医的队伍里的一个思想根源。

后来，我爸爸要考虑我的婚姻问题了。我是一个回族人，北京的回族圈儿很小，他还要考虑门当户对。他最好的朋友是外科医生哈锐川。哈锐川是北京、天津地区有名的外科、皮肤外科医生，人人都知道他会治疙瘩。我爸爸跟他一个专攻内科、一个专攻皮肤外科，俩人关系很好。我爸爸看上哈锐川的二儿子哈玉民了。哈玉民虽然学的是外科，也老去找我爸爸，跟我爸爸了解一些内科的情况，研究内科的事。我爸爸很喜欢这孩子，就看上他了。

他们家也看出了我爸爸的想法，之后就找了一个人来我家，和我爸爸商量。我爸爸一下子就高兴了，这正是他希望的：两家门当户对，都是回族人，都是大夫。

在当时，中医的工作并不好干。那时，中医的地位很低，既没有经济地位，也没有社会地位。我爸爸不希望我做中医，他希望我可以做更大的事业，改善家庭条件，就让我进了西式学校。我最终走上中医的道路，跟我大学时的社会环境有关——这是我走上中医道路的偶然性。

我大学时，在辅仁大学读社会经济学，当时是1940年到1944年，那是抗日战争最残酷的时候。大学毕业的时候，同学们都在为找工作发愁。并不是找不到工作，而是工作岗位都在日本统辖的机关单位、商业机构。我和我的同学们当时都有一个思想：日本人是我们的敌人。大家都有民族气节，所以在考虑工作的时候，都不愿意去日本统辖的单位和机构。我的同学们在毕业以后，有的当小学老师，教英文、语文，有的在出版社搞资料，没有一个人在日本统辖的单位和机构工作。

我选择做什么呢？我回了家。

我在1942年结了婚，那时是抗日战争最残酷的时候，一个人在外很不方便。我爸爸希望我赶快有个家，我结婚了，他就放心了。

结婚后，我就在公公哈锐川的诊所里当学徒。在公公和丈夫的影响下，我开始在中医皮肤科领域钻研。1943年，到毕业的时候，考虑到职业问题，我干脆就去学医了。

因为我小时候就有中医的知识基础，所以入门很快。我做学徒，是从做药开始的。把粗糙的药材磨成细细的药粉很费功夫。过去我们都是在炉子上熬药膏，拿一口大锅，把凡士林放进去加热，然后加入药粉，调匀了，就可以把药盛进药盒。中医外科用药的种类很多，我就一种一种地学，一种一种地做。

后来，我也帮助公公和丈夫接诊患者。每天都有100多名患者，我们从早晨一直忙到晚上。每天接诊这么多患者，每天都需做药捻、配药膏、熬药膏、给患者上药/换药……这些也是我学习的过程。虽然我学医是"半路出家"，但不到 3 年，我就已经全面地掌握了中医皮外科的辨证论治和用药特点，还学到了不少秘方的制备技术。

后来，公公的身体不太好，诊所就由我和丈夫操持了。在这段时间里，我接触了大量的内科、外科、妇科、儿科的患者，尤其是外科的患者，慢慢地，在治疗乳痈、瘰疬、皮肤疮疡疔疖、肛瘘肛裂方面，我的经验越来越丰富。

到 1945 年，咱们抗日胜利了，后方的人回来了，我的同学们也从云南、昆明、四川回来了，北京协和医院也恢复开放了。那个时候，我同学见我在做中医，想介绍我去北京协和医院任职，说院长缺个秘书——因为我英语口语还可以，所以他想让我去给院长当秘书。我问秘书都做些什么，他说："给院长接电话。"我一听，就说不去了。后来，我就死心塌地地研究中医了，始终没有变过。

这就是我走进中医领域的故事。这里既有必然性，也有偶然性。

02 我与中医学科的缘分

1949 年，新中国成立没多久，我的公公突发脑出血去世，诊所的所有工作都落在了我们夫妻二人的身上。患者一个接一个，我们常常忙得顾不上吃饭。到了 1950 年，国家开始整顿中医队伍，组织中医师考试。我通过了考试，有了当时为数不多的中医执业医师资格。

新中国刚成立的时候，中医百废待兴，学术、临床水平都亟须进一步地完善和提高。1956 年，在周恩来总理的亲自督促下，国家决定启动中医药高等教育，在全国东、南、西、北四地都建一所中医药高等院校，这四所大学分别落在了上海、广州、成都、北京。我们做中医的当时都很兴奋，因为中医终于要"活"过来了，我们"起死回生"了！

1956 年 3 月，北京卫生局（现北京市卫生健康委员会）下了一个重要指示，把在北京建立中医药高等院校的任务交给我们夫妻俩。

当时我既觉得兴奋，也感受到了巨大的压力。因为时间实在是太紧张了，责任也很重大。我接到通知的时候是3月，领导下的命令是学校得在9月成立，那时，学生就得开学。我们当时就决定关停诊所，专心做北京中医学院（现北京中医药大学）的筹备工作。

筹备办大学的困难有很多。没有校舍，没有宿舍，没有教师，也没有教材，怎么能开学呢？

那段日子里，我陪着丈夫像"打游击战"一样不停地给学校找地方办学，从崇文门到骑河楼，再到内务部街，最后，终于在北门仓找到了一块合适的地方。宿舍是找当时的中苏友好协会借来的。在师资上，我们动用了全部的人脉，到处找合适的老师，劝他们来学校教学。在那些日子里，我们很少睡觉，吃饭也就是拿个馒头垫几口。到了招生的时候，我还学习了宿舍怎么安排，厕所的比例怎么安排……这是北京中医学院的第一届学生，我们特别重视。

终于，到了1956年9月，北京中医学院建成了。看到学生们来了，我们都很高兴。虽然起步很艰难，但是在国家的大力支持下，学校渐渐走上正轨，成为国家培养中医人才的摇篮。

03 什么是名医？

从医近 80 年，我自己也有点儿体会。做医生，必须得德才兼备。

首先是"德"的问题。医生的工作是救死扶伤，一名医生如果没有德，那么无论他有多大的才能，也展现不出来。医生必须有德，才有为人民付出、救死扶伤的精神；如果没有德，一名医生的才能就没有什么用武之地。我觉得，作为医生，首先要有德。

我是从旧社会走过来的，我见过的凡是成名的大夫，不管是哈锐川也好，赵炳南也好，萧龙友也好，他们都不把自己当成患者的救命恩人，都尊重患者，认真看病，写病历都是仔仔细细的。

我在公公哈锐川的诊所的时候，见到了很多患者。那时，人们的生活环境很差，卫生条件不好，感染类疾病特别多，诊所里也没有抗生素，我们都是按中医的方式治病。穷人得的病最多的都是感染类疾病。有一个患者是拉洋车的，他的后背有一个很大的疮，都长蛆了。我公公来挑蛆，我就拿盘子接着，他挑满了一盘蛆我就去倒。

哈家的诊所有一个规矩：每天门诊一定要留十个免费的号给穷苦的老百姓。诊所里还常备着西洋参粉和白糖，给那些饿肚子的，或是生活困难的患者冲水喝，让他们有点儿体力。这一切都对我有很深的影响。

1966 年，我调到北京中医医院外科工作。从进医院开始，我就一直跟着师叔赵炳南学习。赵老是中医皮肤外科的泰斗。他对患者永远是尊重的。看见患者，不管男女、老幼、贵贱、富贫，他都会先站起来，对患者说："您快坐，您请坐。"不管患者病成什么样，赵老都不怕脏。有的患者得了牛皮癣，身上的皮屑掉在桌子上了，赵老也不在乎，拿手一擦，就把皮屑拂到地上去了。

再讲讲我是怎么给患者看病的吧。我看病时会了解患者更多的信息。我问诊时，除了该问的"四问"，还要问患者关于家庭的事儿，我特别爱问患者的职业，因为这样可以让我了解他的职业是怎么影响到他的身体的。比如说，搞文艺工作的患者容易作息不规律，睡觉没个准点儿，吃饭也没个准点儿，这些肯定会影响到身体健康。

我还能从患者的工作中学到很多东西。比如说，患者要是搞电脑的，我就能从他那儿学点儿东西，他一和我聊天就会跟我说很多关于工作的事，我也能知道不少电脑知识。所以，我就喜欢跟患者谈工作。

我记得有这么一个患者，那是在50多年前。他是一个老头儿，又高又大。他一进来，我就发现他的眼睛非常有神。

"你是陈彤云吗？"

我一听，他的气息真足啊。我心里就有点儿不踏实，赶快站起来，说："我是。"

"你是陈彤云？我找你呢。"

我说："好。您请坐，不用客气的。"

他就坐下了，身后还有人陪诊。

"我很痛苦，我长了一身湿疹，到好几个医院看过了，但都没治好。你能看吗？我听说你治得不错。"

我说："您别着急，您慢慢说啊。我给您看看，我试试能不能给您治好。"

"我是老八路军。"

一听是老八路军，我说："太好了，咱们一块儿来消灭您身上的敌人。"他说他是军人，我就跟他说，咱们按毛主席的战略来战胜您这个病，他就高兴了。我就提毛主席的战略："咱们敌人驻，我来扰；敌人退，我来追。"我一提这种战术，老先生就不再绷脸了，就乐了："你不错！你还懂毛主席的战略呢！"

就这样，我和他就成了朋友，我记得他60多岁，叫李德阳。

经过一个多月，我把他的病给治好了，他之后还来医院送了我一面锦旗。他感谢我说："你中。"我说："您这儿还有一块儿，咱们把它消灭，一点儿不要留，就像咱们打仗，'西南'这一块儿，咱们必须把它消灭。"他说："对了！咱们从根儿拔呀！"

跟患者多谈，了解他的经历、工作、生活、爱好，建立起了感情，他信任你了，自己的情况说得多了，辨证才准。

做医生，还要有"才"。

"才"也很要紧，医生必须有理论基础才能实践。理论基础是根，实践是叶，没有"根"或"叶子"长不大，都属于没成"才"。医生要"根深叶茂",先有德,再有扎实的理论基础,还要积极实践,才能做到德才兼备。

名医不是有个好方子就拿过来直接用,患者有什么病就直接对号入座——这样治病的医生,永远成不了名医。我觉得,现在有人学中医就是要方子,就是要经验。咳嗽怎么治?用二陈汤,他就把二陈汤的药方抄下来,到了给患者看病时就对号入座。我觉得这样的医生永远成不了好医生。医生必须用理论基础指导临床实践,用的药才能有疗效,医术才能进步。没有理论基础,不能因时、因地、因人而异进行辨证,就没法儿给患者治病,这是中医的根本。"才"代表着学习,永远要向前辈学,经常学,不能停滞不前。

关于学习中医的经典,我也很有体会。我非常喜欢学习经典,因为我遇到了好的老师。

我是跟秦伯未学的《黄帝内经》。我听秦伯未讲《黄帝内经》,听得可高兴了。他非常讲究科学,逻辑、系统、归纳全会。比方说病机十九条,听他讲完了,我就能背下来了。"诸痛痒疮,皆属于心",他就谈为什么属于心。外科的病,内科的病,什么病都谈完了,再演绎、归纳,讲这些病跟心、火有关系。所以，他讲完了，我也就能背下来了。

我几十年前学好了《黄帝内经》，到现在都特别有用。看病的时候，看见这儿流水的，这儿肿的，这儿疼的，我就会归纳哪些是肝的问题，哪些是心的问题……我一看那儿抽动，就想到这是肝的问题，抽动大都与肝有关。"诸风掉眩，皆属于肝；诸寒收引，皆属于肾；……诸湿肿满，皆属于脾；……诸痛痒疮，皆属于心……"《黄帝内经》里，心肝脾肺肾的问题都讲到了。看到抽筋，我就想的是寒的问题，是属于肾的问题。

我还学了《金匮要略》，里面讲："见肝之病，知肝传脾，当先实脾。"我就知道了，要见肝的病，就必须先实脾。因为从五行生克的角度来讲，肝与脾是木与土的关系，肝木克脾土，如果不先让脾强大起来，肝就会压制脾的功能。

如果没有经典，医生就没有理论基础指导临床辨证的方法，就无法用药，无法消除病的根源。中医学的经典理论是根，实践是叶，根扎得深了，叶才长得好呢。所以学习经典是很重要的。我希望现在学中医的学生们还能继续温故知新。学无止境，学一遍，体会一次；再学，再体会。多做几年医生，再看经典，就有更深的理解了。

我在招收学生时，也是考虑招收德才兼备的人。我带了六个学生，他们六个人对患者都很有耐心，治病时也都很认真。

我的第一批弟子，就是曲剑华和陈勇。我了解他们俩，所以就选择收这两个医生当弟子，现在他们非常成功。曲剑华大夫已经是名医了，带了很多学生。陈勇也当院长了。

曲大夫现在担任了燕京赵氏皮科流派传承办公室的主任。在她的带领下，14年来我们建设了十多个传承推广基地和传承分站，出版了十几部著作。要没有这样的学生，谁来传承中医，谁来发展中医，谁来做这些工作呢？

04 生命不止，工作不止

我爸爸从来就是一个乐意救死扶伤的人。我从小从爸爸那里受到的影响，让我成了一个热心的人，一个爱祖国、爱人民的人。

2003 年"非典"的时候，我怕痰会传染疾病，就早晨起来拿一个小喷壶，往里面装上消毒液。装满后我就拿着这个小喷壶在街上走，凡是见到地上的痰，我都会拿土把痰埋上，再喷上消毒水。

我每天上午都这么做。有一天，在我们胡同里，有一个男孩子跟一个女孩子在那儿打羽毛球，后来这个男孩子就往地上吐了一口痰。我上去一边收拾痰，一边说："你怎么能在这儿吐痰？"他却跟我说："你管得着吗？"

我说我应该管。他说你要是有能耐，你上一线去。我说我没能耐，我去不了，我只能做这件事，你不应该吐痰。

没有人让我去给痰消毒，这种事我是发自内心去做的。我年纪大了，上不了前线，对"非典"了解得也不多，怕影响人家治病。我就做我力所能及的，去消毒，去制止别人吐痰。后来这件事还被《北京晚报》报道了。

现在，我的儿女都已长大成人，成家立业。常常陪伴在我身边的是我的猫"毛毛"。每天早上5点半，它就在我的耳边拿小爪子抓我，比闹钟还准。我随后就起床，在6点吃早餐，之后做半小时运动。我喜欢猫和狗也是受到了我爸爸的影响。现在看到流浪的小猫和小狗，我还是会想办法给它们一些关照。

我现在还是喜欢新鲜的东西，有什么新知识、新方法，我都想学习和掌握。在新型冠状病毒肺炎疫情期间，我停诊了。但我心里着急，那么多患者，他们怎么办呢？我就让学生教我用智能手机，让患者通过智能手机跟我说情况，我再把方子写下来，拍个照片，给他发过去。现在，我的微信里基本上都是患者的留言。我愿意跟年轻人在一起，这能让我学到新的东西。

过去的皮肤病多是疮、痈，随着抗生素的出现，这类病出现得少了，但其他的皮肤病变多了。皮肤病对人的影响太大了，影响一个人的生活、工作，还有心态。所以，每次出门诊前，我还会画个淡妆，让患者感觉到医生有精神，他们也会受到鼓舞。

有很多人不理解，为什么我已经102岁了，还是要坚持出诊。正是因为我已经102岁了，我想把我的知识、经验传下去，将中医一代代传承下去。中医是老祖宗留下的宝贝，丢了太可惜了。

我做这份工作近80年了，很平凡，只是以完成任务为主，也没做出什么太大的贡献。我特别爱总结在工作中开出的治疗皮肤问题的、美容的药方。我跟我的徒弟曲剑华和北京中医医院的院长商量，把我这么多年积累的方子，全部送给北京中医医院。现在，我的徒弟曲剑华把这些经由多年实践总结出的方子成功转化，经过现代工艺的加工，化身为中药护肤品。我做的所有工作的目的只有一个，那就是对人民有益。现在，这些中药护肤品不仅北京的人民能用到，全国的人民都可以用到，它们带来的收益我都捐给了医院，这也算是实现了我的理想。

我的生命还没有停止，我还想继续工作，我还想再做一点儿事。生命不止，我的工作也不止。

第一章

当代人的皮肤问题，热胜于湿

01 皮肤问题从哪里来？

在中医看来，人体是个协调统一的整体。皮肤状态是人体脏腑、气血、经络功能最直观的反映。

中医认为，"有诸内，必形诸外""没有内患不得外乱"，这便是在说人体内部的变化必然在外部有所体现。

皮肤是一个人身体健康状况的"晴雨表"。如果内脏功能正常，必需的营养物质就可以通过经络输送、散布于全身。得到了滋养，皮肤就会红润细腻，毛发就会有光泽，整个人就会显得精神焕发。反之，如果内脏功能不正常，反映到皮肤上，就会出现皮肤干燥粗糙、无光泽，毛发干枯、萎黄等现象。

此外，人的情绪变化也会引起生理功能的改变。根据《黄帝内经》中喜伤心、怒伤肝、思伤脾、忧伤肺、恐伤肾的理论，过于激动或情绪起伏过大，都会引起脏腑、气血、经络功能的失调。

我们都喜欢高高兴兴地过日子，不过要注意，过于"喜"

会损伤心气。《儒林外史》中，范进中举的故事就十分经典——中举的狂喜让范进发了疯——这就是典型的"喜伤心"的案例。

"怒"是一种较为常见的情绪。怒则气上，肝失条达，肝气就会横逆。有些人发怒后，常感到胁痛（身体一侧或两侧从腋下到末端肋弓疼痛）或两肋下发闷、不舒服，这些都是由肝气横逆引起的，中医的解释为"肝气横逆，克犯脾土"。《三国演义》中的周瑜就因生气吐血而亡。生活中，也常有人因为暴怒而头痛、胸闷。愤怒对身体的影响显而易见。我们要尽量戒怒，学会疏泄自己的怒气，这样才有利于健康。

"思"就是集中精神思考问题。中医认为"思则气结"，思虑过度，会使神经系统功能失调，消化液分泌减少，引起食欲不振、失眠多梦、神经衰弱等症状，进而使思维更加混乱。

"忧"是与肺密切相连的情志。忧伤可伤及肺，使人出现气短、干咳、音哑等症状。"忧"进一步发展，就成了"悲"。悲是一种由于哀伤而产生的情志，表现为面色惨淡，神气不足。

因为"忧"与"悲"都会伤及肺，所以有"过悲则伤肺，肺伤则气消"的说法。《红楼梦》中多愁善感的林黛玉整日郁郁寡欢、悲悲切切，最终因大悲伤肺，患肺病而死。

"恐"是由精神过度紧张导致的。突临危难、突然打雷等都可能令人惊恐。惊恐可干扰神经系统，使人出现耳聋、头晕、阳痿等症状，甚至可置人于死地，就像老百姓常说的"吓死人"。

人体是极其复杂的有机体，七情六欲，人皆有之。正常的精神活动对保持身心健康是有好处的。但异常的精神活动就可能使人情绪失控，进而导致神经系统功能失调，引起人体内部阴阳失衡，从而引发疾病。

中医将因不良情绪导致的疾病称为"七情内伤"，西医将其称为"心身疾病"。七情过极不仅伤及脏腑，受到脏腑精血滋养的皮肤也会因此受到负面影响。

不良情绪对面部皮肤的负面影响很直接。面部的大部分肌肉参与表情活动，表情活动直接受情绪的影响。某些表情肌过度收缩，会使局部皮肤弹性减弱，从而产生皱纹，所以人长时间处在焦虑、紧张、忧郁等负面情绪中往往会导致额部、眼角等部位的皮肤皱纹数量增加。比如，经常紧锁双眉的人两眉之间通常会长出自上而下的皱褶，老百姓常称之为"川"字纹。

此外，忧虑、急躁、暴怒等情绪还可促进炎症因子的分泌，从而导致或加重痤疮、神经性皮炎、银屑病、荨麻疹等疾病。

紧张的情绪对毛发的影响也很大。俗话说，"愁一愁，白了头"，虽然这句话有些夸张，但负面情绪确实会使人的头发变白。此外，极度的恐惧、紧张会导致局部头发突然脱落，形成斑秃，俗称"鬼剃头"。

由此可见，情志对皮肤和毛发的影响非常大，情志的变化可诱发或加重皮肤病。因此，如何调节情志，使身心处于健康的状态，是需要我们不断探索的问题。

02　现在年轻人的皮肤问题诱因：热胜于湿

我在 20 世纪 50 年代就接受了这样的观点：治疗皮肤病，要以治湿为主导。我的老师赵炳南（以下称"赵老"）有一套治湿的药，像除湿丸、清热除湿汤、苍术丸等，都是祛湿、利湿、燥湿的药。赵老治疗皮肤病的思路之所以以治湿为主，与当时的社会环境紧密相关。

赵老治湿的思路非常高明。我按照赵老的思路治病，在 20 世纪五六十年代取得了很好的效果，但是，社会在发展，现在的社会和 20 世纪的不一样了，我认为，现代人的皮肤病诱因已从以湿为主导转为以热为主导。

我们的居住环境发生了很大的变化。在过去，大部分人都住在平房里，平房一般比较潮湿，即使在北方，人们在夏天有时也能在房子里看到霉菌。现代人住的大都是楼房，楼房的采光比平房的好，即使在冬天，屋子里也很暖和、干燥，哪儿还有那么多因湿冷出现的问题？哪儿还有那么多单纯因为湿导致的问题？

现在，大家的家中都有冰箱。在过去，冰箱哪有这么常见？曾经，人们都是用冰块冰东西，我就见过送冰的。送冰的用车推来一大块冰，把它凿成一个个小方块，你要是付他两角钱，他就给你拿两块冰，放到你家的盆里。你如果要冰东西，就可以把东西放到盆里。

你知道采冰的人多辛苦吗？他们冬天去北京的什刹海挖冰，把冰挖出来放在冰窖里。采冰的人整个冬天都在这种特别潮湿的环境里工作。现在，特别潮湿的工作环境很少见了，都是现代化作业了，大家都很注意劳动保护。

所以，现在的皮肤问题就不完全是因为湿了——当然，湿还是存在的。大家吃得太好，吃太多甜食、油腻的食物，就会导致脾运化不好，造成湿邪存留体内。但是，湿邪当中往往又夹着热邪。因此，我在诊断中还会考虑热的问题。特别是对十几岁、二十几岁长痘痘的年轻人来说，其病因往往是湿与热纠缠且热胜于湿。当然，也有人身体不好是因为湿胜于热，这就需要医生结合患者的个体情况进行系统、全面的分析了。

此外，气候变暖、工作压力、滥用激素、不规律的作息等都使得热成为如今众多皮肤问题的"万恶之源"。

03 全球变暖，天气更热

气候变暖是我们面临的主要环境问题。跟50年前相比，现在出现极端天气的次数明显变得更多了。现在，即使是北方城市在夏天也动辄有40℃的高温，这在以前是极为少见的。在50年前的夏天，北方城市的温度到了30℃，大家就已经觉得热得不寻常了。

气候变暖给人体带来的影响十分直接。热邪侵袭人体，容易伤人津液。热为阳邪，热邪侵犯人体可导致人出现高热等一系列的阳热症状。热邪通过使人体大量排汗等方式损伤人体的阴津；津能载气，而热邪在迫津外泄之时，往往导致气随津泄；"壮火食气"，故大量的热邪会消耗人体的气血，导致人出现体倦、乏力、少气等气虚症状。

举个例子，很多人都有皮肤干裂的小毛病，且这个问题在冬天尤为严重。人们一般认为皮肤干裂是缺水导致的，但很多人每天喝的水并不少，皮肤还是干巴巴的。究其原因，其实不仅仅是皮肤缺水，而且是我们身体里的水液来源不足了。

《黄帝内经》中有记载，"有诸内，必形诸外""观其外，以知其内"。皮肤干燥反映的是内在缺"水"。这个"水"，就是被中医称为"津液"的物质。津液由三焦通道输布，存在于全身各处，温润肌肉，充实皮肤。唯有津液充实，才会有水灵灵的皮肤。

所以，皮肤缺水最多算皮肤干裂的诱因，津液缺失才为该症状的源头，这也是有些人觉得补水护肤品效果不佳的原因。

04 情志过极，化火生热

现在的社会节奏也跟以前的很不一样了，现在的社会竞争太激烈，大家都很辛苦。在过去，工作很轻松，大家干满 8 个小时就下班了，没什么事儿，只要干完了活儿就能拿工资。现在可不一样，大家都竞争上岗，我经常看到关于"996"的新闻，说是员工要早上 9 点上班，晚上 9 点下班，每周上 6 天班。大家工作压力大，睡觉晚，经常处于紧张状态。

中医讲究"五志皆可化火"，即喜、怒、忧、思、恐五种情志过度表达会影响脏腑功能，导致气机郁滞，从而变生火邪，伤害人体。也就是说，如果情志经常过极，人就容易心急火燎，肝郁化火。

七情之病，改变性子方能治愈。唯改变生活方式，调节饮食、情志，才能从根本上论治疑难皮肤病。降肝火最怕着急，激动就等同于火上浇油，较劲就相当于煽风点火。"三慢"生活能很好地控制五志之火，"三慢"也就是"吃饭慢、讲话徐、活动缓"。心态冷静、平和，缓慢地工作、生活，不但会提升人的耐力，还让人不容易上火、生病。

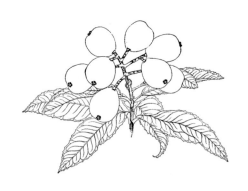

05 滥用激素，变成"红脸蛋"

在最近 20 年的门诊中，因使用了假冒伪劣化妆品而出现"红脸蛋"的患者越来越常见。

滥用激素类药物的现象如今已经非常普遍了，这让激素依赖性皮炎（即糖皮质激素依赖性皮炎）成了常见皮肤病。有的患者长期使用含激素的化妆品，这种化妆品会让患者在用的时候觉得皮肤状态快速好转，但是其效果会在停用后很快消失，患者皮肤还会出现红、肿、痒的情况。

在中医看来，激素类药物也是热的来源之一。《黄帝内经》说："诸热瞀瘛，皆属于火；诸痛痒疮，皆属于心。"心是火脏，主血脉，其华在面。中医认为，激素是助阳生热的物质，久用激素类药物会导致生热耗津、生风动血。激素依赖性皮炎表现出的灼热、瘙痒、充血的症状也能证明激素依赖性皮炎是一种"热"病。

所以，治疗激素依赖性皮炎时要本着"清热凉血"的原则，我会在后面的章节重点介绍。

06 营养太好，吃得太多

现在的饮食结构跟以前的很不一样。现在，大家的饭桌上菜肴非常丰富，鸡鸭鱼肉都有。在 20 世纪六七十年代的时候，我们的菜非常简单，冬天主要是大白菜，夏天主要是黄瓜、西红柿。

如今，大家的食物多么复杂啊，油腻的精加工食物非常多，这就是在饮食结构方面出现的很重要的变化之一。

如今，长青春痘（即痤疮）的人特别多。走在路上一看，这个人的脸上有，那个人的脸上也有，体育节目里很多运动员的脸上也有。为什么这么多人都长青春痘呢？初中时，我很少见到长青春痘的人。我们班有 20 个人，我印象中只有一个同学的脸上有痘，还有调皮的同学给他起过外号。但是现在到我们这儿来看青春痘的患者基本都是在上学的青少年。

很多患者满脸全是油，亮亮的，这是湿的表现。但如果脸上还有红疱、脓肿，以及很大的囊肿、结节，则说明热邪与湿邪蕴结，侵犯人体了。

我经常会问患者："你喜欢吃什么东西？"有的患者说自己最爱吃肯德基、麦当劳。这些店里大部分食物不就是油炸食品吗？有的患者说自己爱吃羊肉串，这也是热的食物。此外，我每每问那些痤疮很严重的患者这个问题，他们的答案基本上都是"爱吃辣"。现在大家爱吃外卖，商家为了做出来的食物味道好，难免会用大量的调料，加更多的油。整体来看，口味重，喜欢吃辛辣、有刺激性、油腻的食物的人容易长青春痘，饮食清淡的人通常不易长青春痘。

吃什么和住在哪儿与皮肤状态都是相关的。现在商业发达，交通便捷，大家不用旅游就能吃到各地的美食。例如，在北京，大家在大街上经常能看到很多特别火爆的川菜馆。四川人在四川吃川菜问题不大，也有统计结果表明，"川妹子"的皮肤在全国数一数二的好。但是，这是由四川特殊的气候条件决定的。与其他地区相比，四川处于盆地，气候特点总体而言是湿度大、阴雨多，这样的气候决定了四川人需要食用一些辛辣的食物协助身体排出体内的湿气。如果大家在北京长期吃川菜，还不注重排出热邪，那体内就很容易积攒过多的热。所以，大家在北京吃川菜，千万别多吃。

在现代人的饮食中，用油炸、烘烤等方式烹饪的食物和高油、高糖的精制食物就是中医说的"肥甘厚味"，又被称为"膏粱厚味"。这类食物脂肪和糖的含量高，如果吃得太多，就可能导致肥胖、糖尿病、高脂血症、心脑血管疾病等。

《黄帝内经》有记载："**膏粱之变，足生大丁。**"意思就是营养过剩易诱发疮疡类疾病。煎、炒、炸、烤制的食物性多燥热，甚至热灼成毒，多食易伤胃阴，耗伤胃气，使脾土郁滞。长期脾土郁滞则会损害肝木的疏泄功能，长此以往，整个消化系统的功能都会受损。

儿童如果长期食用这些食物，机体就会内生湿热。孕妇如果长期食用这些食物，孕育出的孩子体质就会偏于湿热。控制油脂、糖分的摄入量，保持"三分饥和寒"，让身体处于适度应激状态，实际上就是让机体保持"警觉"状态，保持卫气和营气的平衡，维持新陈代谢的速度，这些都有助于身体燃烧多余脂肪，排出代谢废物。

08 长期盯着电子产品

所谓"**久视伤血**"，指人长时间用眼视物不仅会导致双眼疲劳、视力下降，而且会损伤人体的肝血。中医认为人体的肝具有储藏血液和调节血量的功能：储藏的血液可濡养全身，制约肝的阳气升腾；肝能调节人体各部位的血量，当人体某部位需要血液时，肝可向外输布血液。

"目受血则能视"，长时间看书、写字、看电子屏幕，不仅会使双眼疲劳、视力下降，还常常损耗人体的肝血，从而引发头晕、眼花、心慌心悸等症状。

据古人的观察，长期耗用肝血会伤耗心血。心主藏神，主血脉，推动血液上输于目。久视，神与血脉皆伤矣。长期耗伤心血容易出现"心劳"的危险，人不仅易忘事，对什么事都提不起精神，感受不到生活中的快乐，还易出现嘴唇和舌头长疮等病理症状。

一旦用眼伤到了心血，出现了视物模糊、眼睛干涩等情况，宜闭上眼睛大约 5 分钟，给身体里气血重新化生的一点儿时间，以继续灌溉疲劳的眼睛。用眼多的人平时宜吃一些补养心肝阴血的食物，如大枣、桂圆、莲子、枸杞、桑葚、黑木耳等，此类食物亦能够改善皮肤状态。

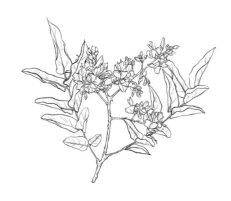

第二章

避免湿热，就可以避免大部分的
皮肤问题

皮肤问题，似外实内。多年的临床经验告诉我，大部分的皮肤病都与体内的热和湿分不开。我们如果能尽量避免热和湿的问题，那就能避免大部分的皮肤问题。

01 别毁了脾胃的"肥料"

脾胃为后天之本，气血生化之源，气机升降之枢纽。人以胃气为本，治病需要注重调理脾胃。一日三餐，稍有不慎，都会影响脾胃功能。中医说的"**脾胃为后天之本**"，意思是在离开母体的孕育后，人体生长发育的基础就在脾胃。脾胃是身体的重要部分，我们每天从饮食中摄入的营养成分，都要通过脾胃来吸收和运化，然后输送至全身各个脏腑，滋养全身。如果脾胃功能不好，身体就难以吸收营养；身体缺乏濡养，健康则会受到负面影响。所以，脾胃健康非常值得我们重视。

我认为中医中关于"**有胃则生，无胃则死**""**得强则生，失强则死**"的论断是极为精准的。胃气，可以简单地被理解为受纳能力。一个人觉得饿，说明他可以不断吸收、运化食物中的营养成分，能让营养成分注入身体，可以活得越来越好，所以"**故诸病若能食者，势虽重尚可挽救；不能食者，势虽轻必致延剧**"。

一个人的生命如果危在旦夕，但他的胃气提了起来，有了这口气，身体就有好转的希望。反之，一个人如果总是没有胃口，那么即使身体只有微恙，这个人也会慢慢变得萎靡不振。在第二种情况下，这个人表面上看着好好的，但脾胃已经走向衰败，脾胃功能已经减弱，人的健康状况只会每况愈下。

不过，有胃口、能把食物吃进去是次要的，更重要的是身体能运化食物。如果身体不能运化吃进去的食物，食物中的营养成分就不会变成身体需要的气血、精气神，只会成为痰湿垃圾纠缠着你。脾胃是后天之本，养好脾胃，才能让其不断运化营养成分，成为养好身体的"发电机"，从而从上到下、从内到外滋养全身。

现在，越来越多的人出现了肥胖问题，脂肪不断堆积，却还是觉得身体虚弱，尤其是老年人。这就是因为阳气亏虚，脾胃失调，吃进去的水谷精微在身体中无以运化、排泄、转输，从而停积为脂浊痰湿，损害了健康。

所以，如果身体消化不了食物，那么吃山珍海味也可能是一种对身体的伤害而非补养。吃粗茶淡饭一样能让人长寿。

照顾脾胃的方法，饮食如此，用药亦然。**"善治者，惟在调理脾胃。"** 你在土地上播下种子，它会还你整个麦田。我们的身体就像一粒种子，脾就像是土地，会吸收、转化吃进来的好东西，为身体供能。如果"土地"不够好，"奉生者少"，那么能够供给身体的养分就会变少；身体得到的养分少了，人就会渐渐萎靡。

我在临证中十分关注患者的年龄和体质，尤其是老年人和幼儿患者。针对这两类群体的生理特点，我在应用<u>清热苦寒</u>药物的同时，常酌情加入<u>培补脾土、健脾渗湿、燥湿利水</u>之品，以顾护中焦，扶正祛邪。有些病证看上去是热邪作祟，然而进一步结合患者的综合情况来看，就会发现患者的热是湿热，根源在于患者脾虚。

我曾接诊过一位年轻的女性患者，每到春季和秋季，她的脸便会发红、发痒、起疹子——这是热的表现。但她同时还有胃口不好、腹胀、大便不爽的问题，这些问题都是肠道脾胃功能为湿邪所阻的表现。

湿邪从何而来？从脾虚来。她的舌质淡，舌体胖，舌边有齿痕，舌苔白腻。此外，她还有月经量少的情况，这些都是脾虚的佐证。所以，我给这位患者开药时就考虑在清热与健脾的基础上，针对患者皮肤瘙痒的问题，增加了疏风止痒的药物，标本兼治，最后得到了非常好的治疗效果。

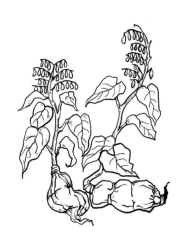

02 排便状况反映胃肠的健康情况

　　我在门诊中经常问患者的排便情况，我惊讶地发现，很多患者从不观察自己的大小便。其实排便状况是身体状况的风向标，我们应该认真对待，不能因为觉得大小便恶心，就唯恐避之不及。

　　排便状况涉及消化功能，关系到脾胃对各种营养物质的消化和吸收，关系到人体水液的盈亏和代谢正常与否。大便是脾胃消化完各种食物后排出人体的废物，就像日常生活中被扔掉的垃圾，其中包含的信息非常丰富。消化系统功能怎么样？消化过程中哪个环节有问题？这些问题都能用排便状况回答。

　　大家可以从哪些方面对排便状况进行观察呢？

　　一是排便次数。健康的人每日排便 1~2 次或 1~2 日排便 1 次，每日排便次数一般不超过 3 次。经常每日排便 3 次，甚至超过 3 次，或排便间隔时间缩短，都应该引起大家的重视。近期排便次数如果明显增多，大家就应该注意观察，或到医院就诊。每周排便少于3次，并且排便费力、量少，粪质硬结，那就是"便秘"了。

二是排便时长。一般情况下，健康的人每次排便时长在5分钟左右，便后轻松，没有大便残留感——这就是正常的排便过程。排便速度快，便质稀软，被中医称为"泄泻"。

"泄""泻"这两个字是有区别的。"泻"，一般指起病急，大便倾泻而出，是那种很急迫、很突然的倾泻，而且泻得很多，患急性胃肠炎就会出现这种症状；"泄"，一般指起病比较缓慢地、长期地拉肚子。一个人的排便时长如果超过5分钟，甚至超过半小时，那么这个人可能就有胃肠积热、阳虚寒凝、气血津液不足的问题。

三是大便气味。大家都知道大便有臭味。正常情况下，大便的臭味不会太明显，不会太臭。爱吃肉的人的大便气味重一些，爱吃素的人的大便气味轻一些。大便气味如果比较重，就应该引起大家的重视了。

四是大便颜色。大便应该是褐色或黄褐色的；食用较多绿色蔬菜时大便偏绿色；食用奶制品多一些时大便偏淡黄色；食用肉类食品较多时大便偏棕黄色；食用动物血、内脏较多时以及服用某些中、西药时大便偏黑色。一般情况下，大便颜色深属热性，实证为多；大便颜色浅属寒性，虚证为多。大家尤其应该注意大便出现特殊颜色的情况。

五是大便形态。正常大便通常都是条状软便，外形像香蕉，不粘马桶，水冲即净。

疾病只要影响到了脾胃功能，就能在排便状况上得到反映。即使不去医院，大家也可以通过观察排便状况对自己身体内部的情况进行初步的判断。

03　口干口渴，多有内热

大多数情况下，口干舌燥是生理性的，比如天气太热、出汗太多、长时间没有喝水等导致体内缺水，从而引发口渴。在这种情况下，喝水或补液可以在短时间内缓解口干舌燥。但是，如果一直或经常有口干舌燥的感觉，并且无法通过喝水和补液缓解，大家就要考虑这是一种病理性的情况了。糖尿病、肺结核、干燥综合征、严重贫血、因呕吐或腹泻而脱水、口腔黏膜病变、恶性肿瘤化疗等都会引起口干舌燥。

口渴的程度有口干、微渴、大渴、饮不解渴、渴不思饮等。临床时医生应结合患者饮水量多少、喜冷饮或热饮、小便次数多少、舌苔厚薄情况、舌上津液多少、伴发症（如发热与否、味觉是否异常）情况等进行分析。《景岳全书》曰："口渴口干大有不同，而人多不能辨，盖渴因火爆有余，干因津液不足，火有余当以实热论，津液不足当以阴虚论。"

口渴，系自觉之口咽干燥，多由肺胃有热、津液耗损或血虚所致，亦可因脾虚失于运化，气化失调，使津液不能上承；而水湿、痰饮、瘀血阻滞，也可影响正常气化和津液蒸腾，从而产生口渴的感觉。口渴一般是热证或伤津的常见表现，每兼见便秘、小便黄、喜冷饮、怕热等症状，治疗时宜**清热泻火，滋阴润燥。**

但口渴又有渴而引饮和渴而不欲饮之分。不欲饮属内有痰饮。有些患者由于阴亏较甚，口中常无津液，口燥咽干为干渴，与口渴有程度上的不同。

津液在体内属于阴，津液缺少就会导致阴虚，通常伴有口干舌燥、潮热盗汗、失眠多梦的症状，舌头也会光红无苔。这种口干需要**滋阴清热**。

还有一种是气虚，人体津液的运行和输布主要靠气的推动，也就是"气载津行"。如果气虚，气无法将津液推动到口腔，人也会口干，此时的治疗要以**益气生津**为主。

04 小小月经，大大问题

月经不调是常见的妇科疾病，长时间月经不调会影响皮肤状态，甚至引发皮肤病。

中医认为，月经不调与肝、脾、肾等脏腑、冲、任脉等经络的功能失常密切相关，如果长期月经不调，各种皮肤问题，如色素沉着、黄褐斑、痤疮等，将接踵而至。

中医认为"**有斑必有瘀，无瘀不成斑**"。对女性来说，各种常见的皮肤病多发生于月经前后、妊娠期、产后、更年期等与月经密切相关的特殊时期，这更加说明了月经不调与皮肤病的密切关系。很多女性只重视到美容院做美容护理，结果往往是花了钱，却得不到预期的美容效果。

《妇人良方大全》云："**因经不调而生他病，当予调经，经调则他病自愈。**"现代医学研究发现，中医"心（肝）肾-胞宫轴"与西医"下丘脑-垂体-卵巢"轴的内分泌功能相对应。通过中药调理冲任，恢复"下丘脑-垂体-卵巢"轴的正常功能，可以起到调节内分泌的作用。

女性皮肤病多由月经不调，气血瘀滞所致，所以在疏肝解郁、理气和血的同时调理冲任，使月经正常，则各种色素沉着、色斑、痤疮情况就会逐渐减轻，直至自愈。经常去美容院做美容护理，但依然有各种面部问题的女性，一定要重视月经相关的问题，不妨先调理一下身体，再配合美容护理，这样一定会得到更好的美容效果。

在后面的章节中，我会针对不同的皮肤问题提出具体的调理建议。

05　五种面色，五种健康状态

　　望、闻、问、切四诊之法是中医临床诊断和治疗的基础。我在看病时注重四诊之法，会详细地询问、采集患者的病史。面诊是十分直观且客观的望诊方法，在疾病的发生和发展过程中，面色的变化直观、明显。面色犹如内脏的一面镜子，能够直观地反映疾病的发生、发展等各种情况。

　　因为不同地域的人存在种族差异，所以每个人都具有或黄或黑或白的基础肤色。人的面色还会随着四季和环境变化而改变，如面色在夏天略黑，在冬天略白。中国人属黄种人，所以面色基本上都呈微黄色。

　　面诊可以判断身体中的正气是否充足。不论基础肤色如何，只要面色明亮润泽，隐然有生气，就是正常的面色。以下内容将重点介绍有病的面色，即病色。

　　面色因疾病发生的异常变化，被称为"病色"。病色主要有以下 5 种：

　　青色多为经脉阻滞，气血不通所致。青色多见于寒证、痛证、瘀血证及肝病。西医中，缺氧是导致面色发青的根本原因，所以患先天性心脏病、肺病、心功能不全等导致心肺功能不全的病证的人多有此色出现，活动后更为明显。消化道痉挛、胃穿孔、胆绞痛等剧烈痛证也会引起面色发青，但此时患者已有严重症状，面色的变化只是一个伴随现象而已。值得一提的是，幼儿在高热之时，面部尤其是鼻柱及印堂处出现青紫色，是惊风发作的预兆，必须即刻进行有效治疗。

赤色即红色，是血液充盈于皮肤的表现。在中医中，赤色多见于热证。在西医中，赤色亦可见于许多疾患中：结核病患者的特点为两侧颧骨处皮肤发红，下午最为明显；而两侧面颊部出现对称性蝶形红斑，可见于某些红斑狼疮患者；面部潮红呈五点（也就是我们的鼻子、额头、两颊、下颌）分布，冷热交替、精神紧张时红斑明显，甚至出现脓疱、鼻赘增生的多是玫瑰痤疮患者。

黄色是脾虚湿蕴的表现。黄色多见于湿证及虚证，与脾胃功能失调、身体不能运化体内的水分有密切的关系。黄如橘黄色者为阳黄，因湿热熏蒸所致；黄而如烟熏者为阴黄，因寒湿郁阻所致。黄色与肝、胆关系最为密切，在西医中最常见于黄疸病。某些贫血患者的面色也会发黄且无光泽。过量食用某些食物如胡萝卜、橘子，也可引起面色发黄，少食或停止食用这些食物后，面色多半会慢慢恢复正常。

白色是气血虚弱，气血不能荣养机体的表现。白色多见于虚寒证、血虚证和虫证：白而虚浮无光，多为阳气不足；白而瘦，多为营血亏虚；面部有白斑或白点，多见于某些肠道寄生虫患者。西医中的贫血、甲状腺功能减退、慢性肾脏疾患等都会使人出现面容苍白的症状。另外，经常不晒太阳的人，面色亦较白，但这与病态的白不同，也不难鉴别。

黑色是肾精虚衰的表现。在中医中，黑色多见于肾虚证、寒证及瘀血：面色焦黑，多为肾精虚衰；老年人面部如果出现蝶形的黑斑，多是由于肾虚血瘀。在西医中，黑色多是一些慢性病的征象。慢性心衰、肾功能不全、肝病等，都可使人的面色转变为黑色，并且会随病情发展而加重。

以上简要介绍了一些病色与某些疾病的关系。大家需要注意的是，有时因外界环境、饮食、情绪变化等造成的暂时性的面色改变则不属于此列。另外，常见于老年人面部的褐色斑块——老年斑及孕妇面部对称的棕色斑片——妊娠斑，则为衰老及特殊时期的现象，对症治疗即可。

06 中医治疗皮肤病，只要辨证准、用药准，肯定有效

中医治疗皮肤病，只要辨证正确，治疗原则符合辨证，用药准确，就肯定有效。

比如患者满身都是红斑，很痒、很热，人很烦躁，被西医诊断为过敏性皮炎。在中医中，针对这种情况，医生会知道这样的皮肤状态是一个表证，而且是个热证，可以根据<u>清热凉血</u>的治则来治疗，患者往往吃 3 副药就能把红斑"压"下去。

我遇到过一个 16 岁的女孩子，她吃完生鱼片后，全身起了大片的红斑和水疱。她在北京某医院急诊科办了住院，在接受了两个星期的激素治疗后出院了，但是并未彻底痊愈，身上还是有斑，只是水疱没了。

中医治疗遵从整体观念。她的烦躁、急躁、忧虑的情绪，证明心经有热，需要用大量清热凉血的药。所以我就给她用了清热凉血的药，只用了 3 天，我就把她的病情控制住了。

后期不用激素、抗生素，就能很快治好皮肤病，这就是中医的特色。这样的例子非常多。

再比如，有足癣、局部红肿疼痛常常反映了身体里有湿毒。在中医看来，这类皮肤问题又是一个表证，根源在于湿毒，在于热邪。既然是热邪，那医生就得辨证，用清热、凉血利湿的方法治病。

为什么要利湿？患者腿肿，湿邪下注，所以治疗时必须利湿。湿毒在中医手里是很容易解决的。这样的病例太多了。

所以，看病必须辨证论治。再举个例子，大家都知道的很疼的带状疱疹。在中医中，有些患者的带状疱疹是肝胆湿热导致的。因为这个病会使人长水疱，所以中医就会用疏肝利湿解毒的方法来治疗。再进一步辨证，因为带状疱疹是急性起病，一般不是虚的而是实的，不是寒的而是热的，而且有点儿湿的问题。综合判断，有些患者的带状疱疹是肝胆湿热的问题，所以患者早期服用龙胆泻肝汤就非常有效。

所以，我觉得中医是宝贵的财富。《伤寒论》在东汉时期成书，距今近两千年。近两千年的理论直到现在仍为中医所用，只要出现这个证，就用这个药，绝大多数都有效——这就说明这些理论是正确的，辨证是正确的，处理问题的方法是正确的、有效的。中医学是一套非常完整的理论体系，有理、有方、有法、有药，是非常科学的。

那么，中医如何用整体、辨证的方法来治疗不同的皮肤病呢？我将在下面的章节中详细介绍。

07 激素依赖，如何摆脱

滥用激素类药物的现象越来越普遍，我见过的激素依赖性皮炎患者太多了，这种病给患者造成的痛苦太大了。

你如果曾经反复使用激素类药物或含激素的化妆品，就要注意了。如果你的皮肤稍微受点儿刺激就过敏，还伴有瘙痒、刺痛、红肿等问题，那么你就有可能患有激素依赖性皮炎。

激素依赖性皮炎有哪些症状？在临床上，常见患处皮肤在长期外用糖皮质激素药物后，局部皮肤表面光滑，出现鲜红色斑片或丘疹，皮肤变薄，有时可见毛细血管扩张，或可见皮肤干燥、脱屑、皲裂、渗出、结痂，伴有刺痛、灼热、肿胀感。伴随着外用糖皮质激素药物的反复使用，红斑、色素沉着、皮肤感觉异常等症状会逐渐加重。

外用激素类药物是激素依赖性皮炎的外因。中医认为，从药性上看，激素类药物属于辛燥、甘温之品，久用有生热耗津、阳亢伤阴之弊。糖皮质激素类药物能抗感染、抗过敏等，除此之外，大剂量外用糖皮质激素药物后患者会出现兴奋激动的症状，表现为食欲大增，面红潮热，甚至心烦急躁、发热失眠等。

根据中医药性理论，糖皮质激素类药物药性温，误用或长期使用则可助阳化热、积久灼阴，具体表现为毛细血管扩张、皮肤萎缩、皮肤烧灼刺痛、皮肤出现麻木感、皮肤产生色素沉着等。

激素是助阳生热的物质，长期外用激素类药物会生热伤阴。心是火脏，主血，脸上红肿、灼热代表心火亢盛；皮肤充血、灼热、痛痒，烦躁，口干、口渴，小便黄，舌质红、无舌苔也都是心火旺盛的表现。

皮损轻、外用时间短的患者可及时停用激素类药物。

皮损重、外用时间长的患者可先换副作用小的弱效激素类药物，外用时可掺入硅霜、凡士林等单纯的保护皮肤的药膏，直至完全停用。患者不宜立即停用原激素类药物，否则易引发皮损反跳。保护皮肤的药膏的功效以清凉、安抚为主，患者使用后应避免冷、热、光刺激皮肤。

治疗激素依赖性皮炎时，我会在<u>清热凉血</u>的基础上，灵活地辨证治疗。

基础方为<u>泻心汤</u>，根据症状加减。

基本药物：大黄、黄连、黄芩、生地、白茅根、竹叶、木通、水牛角（或羚羊角粉）、滑石、甘草

此外，我会根据患者的症状增加其他药物：针对肝热增加龙胆草，针对痒重增加菊花、薄荷或刺蒺藜，针对色素沉着增加丹参、玫瑰花或僵蚕。

08　都是痤疮，治疗有别

痤疮是一种毛囊、皮脂腺的慢性炎症，发病部位多在颜面、胸、背等处，发病原因多是青年人体内雄性激素增多，导致皮脂腺分泌的油脂增多，堵塞毛囊口，因而形成粉刺，进而发展为炎症性丘疹、脓疱或结节等。痤疮被中医称为"肺风粉刺"，俗称"粉刺"。

如今的患者的痤疮和皮肤状态跟我 20 年前见到的有明显的区别：现在很多人的痤疮又红又肿，皮肤出的油特别多。以前，大家都把痤疮称为"青春痘"，现在很多患者到了 30 岁之后，以为能摆脱"青春痘"了，但是没想到"青春痘"一点儿也没好转，有的甚至加重了；有的人年轻的时候皮肤滑溜溜的，到了 30 岁后才开始长痘，而且长出的痘痘发紫、发暗、发硬。女孩子还常常伴有月经不调的问题。除此之外，有的患者还有舌头红、舌苔黄的特点。

现在这些患者的症状，与他们体内的"热"有密切的关系。过多的热导致体内水谷精微运化不好，这会进一步积聚成湿。因此，中医治疗这样的痤疮一定要把握<u>清热解毒和清利湿热并举</u>的原则。我在给这样的患者开的药方中会大量使用清肺胃热的药，如桑白皮、炙杷叶、黄芩、黄连、栀子、金银花、连翘。

30岁之后还长痘痘的患者普遍是家里的中流砥柱，想在工作上更进一步，有的在家里还要操心孩子的学习，精神压力很大，在皮肤出问题的同时，往往还伴随着易紧张、抑郁的问题。我的办法是<u>柴胡疏肝散或加味逍遥散加减</u>，往往效果都很好。

根据我的经验，痤疮在临床上有三种最常见的类型。

类型一

- 散布或密集分布在面部、胸部、背部，大小似针头或粟米颗粒的红色、淡红色丘疹，或有黑头、小脓疱；

- 额前、鼻部、口周皮肤油腻；

- 患处发痒；

- 口干；

- 舌质红、舌苔黄。

对于此类型痤疮，治疗时宜采用**疏风宣肺清热**的方法。

基础方为**枇杷清肺饮**，根据症状加减。

基本药物：枇杷叶、桑白皮（鲜者更佳）、黄连、黄柏、甘草

类型二

- 头皮、面部油脂多；
- 有黑头或白头粉刺，脓疱不易破溃，患处不痛不痒；
- 舌质淡、舌体胖、舌苔白腻或黄腻；
- 口唇周围有皮损；
- 乏力、不思饮食；
- 大便黏腻。

对于此类型痤疮，治疗时宜采用**益气健脾**的方法。

基础方为**健脾除湿汤**，根据症状加减。

基本药物：白术、茯苓、山药、草豆蔻、生薏苡仁、生扁豆、草薢、枳壳、黄柏、芡实、天花粉

类型三

● 皮疹反复发作，经久不消；

● 形成黄豆至蚕豆大小的肿物，肿物硬、疼痛；

● 头皮、面部油脂多；

● 舌体胖、舌苔腻。

对于此类型痤疮，治疗时宜采用**活血化瘀、软坚散结**的方法。

基础方为**加味海藻玉壶汤**，根据症状加减。

基本药物： 海藻、贝母、陈皮、昆布、青皮、川芎、当归、半夏、连翘、甘草节、独活、海带

此外，我在开药方时也常常加上桃仁、皂角刺、夏枯草来活血化瘀、散结。

下面，我给大家推荐两个祛痤疮面膜配方。需要注意的是，皮肤敏感、有破损的人慎用。使用前，要先将面膜少量涂抹于手背或耳后，确认不会过敏后，再将其用于面部。

痤疮面膜配方 1

原料　大黄 60 克，硫黄、黄柏、白芷各 40 克。

制法　取本方诸药，研磨成极细的粉，均匀混合，过筛，即得。

功用主治　清热解毒，消肿散结。用于寻常痤疮、玫瑰痤疮。

用法用量　每次取药粉 5 克，加入 1 颗鸡蛋的蛋清，于干净器皿中搅匀即成痤疮面膜。每晚洁面后，用干毛刷蘸面膜均匀涂于面部，干燥后擦去，次日用温水清洗面部。隔日 1 次，6 次为 1 个疗程。

痤疮面膜配方 2

处方 苦参、大黄、薄荷、黄芩、葛根、白鲜皮、杏仁、白芷、白及各 4 克，珍珠（水解）1 克。

制法 取本方诸药，研磨成极细的粉，混合均匀，过筛，即得。

功用主治 清热解毒，消肿散结，祛斑增白。用于寻常痤疮、玫瑰痤疮。

用法用量 取适量药粉，按药粉浓度 10% 混合不同基质制成面膜，调敷面部。

09 脸红不一定是害羞，也可能是玫瑰痤疮

玫瑰痤疮多发于中年人，表现为颜面潮红，伴发丘疹、脓疱及毛细血管扩张。初发于鼻头、鼻翼两侧，日久可延及两颊、前额及下颌。玫瑰痤疮病程长，反复发作，至后期可形成鼻赘。患者的面部皮肤对寒冷、湿热以及光照等刺激异常敏感，稍遇刺激即充血发红，时间一长，局部的毛细血管持续扩张，就会出现难以消除的红血丝。

一般认为玫瑰痤疮多由长期饮酒引起，不过我有不同的看法。我发现在玫瑰痤疮患者中长期饮酒者并不多见。在我看来，玫瑰痤疮与人体本身的素质相关：一方面是"素体热盛"，另一方面是患者吃了太多油腻、辛辣的食物，引起了炎症。此外，很多玫瑰痤疮患者的胃肠功能也存在一定的问题。

根据我的经验，玫瑰痤疮在临床上也有三种类型。

类型一

● 有弥漫性红斑，红斑或散布或密集分布在皮肤上，亦

有大小似针头或粟米颗粒的红色、淡红色丘疹；

● 口干；

● 舌质红。

对于此类型玫瑰痤疮，治疗时宜采用<u>疏风宣肺清热</u>的方法。

基础方为<u>枇杷清肺饮</u>，根据症状加减。

基本药物：枇杷叶、桑白皮（鲜者更佳）、黄连、黄柏、甘草

针对便秘，可加入决明子、生大黄以通腑泄热。

类型二

● 在出现红斑基础上，皮肤上散布着大小似针头或粟米
  颗粒的红色丘疹、脓疱；

● 口干、口渴；

● 大便干燥、小便黄；

● 舌质红、舌苔黄。

对于此类型玫瑰痤疮，治疗时宜采用<u>清热凉血解毒</u>的

方法。

基础方为<u>凉血五花汤</u>，根据症状加减。

基本药物：红花、鸡冠花、凌霄花、玫瑰花、野菊花

针对脓疱，可加入蒲公英、紫花地丁。针对口渴，可加入生石膏。针对大便干硬，可加入大黄。

类型三

● 鼻部有结节、鼻赘、丘疹、脓疱；

● 病程长；

● 舌质暗，舌苔薄而白。

对于此类型玫瑰痤疮，治疗时宜采用<u>活血化瘀、软坚散结</u>的方法。

基础方为<u>加味海藻玉壶汤</u>，根据症状加减。

基本药物：海藻、贝母、陈皮、昆布、青皮、川芎、当归、半夏、连翘、甘草节、独活、海带

如果排便不畅，可加入生白术。如果大便黏滞不爽，可加入冬瓜皮。

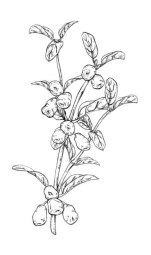

10 黄褐斑，别心急

随着年龄的增长，大部分人脸上的痤疮开始消退，但还没舒心几年，脸上又开始出现一片片黄色或褐色的斑片——这就是让很多成年女性烦恼的黄褐斑。黄褐斑是发生于面部的色素沉着性皮肤病，特征是面部对称分布大小不一、形态不定的黄色、褐色斑点。中医中的"黧黑斑""面尘""肝斑"，说的都是黄褐斑。

黄褐斑多发于育龄女性，亦有少数男性患者发病。斑点主要长在前额、鼻背、脸颊或唇周，严重的也累及全脸。俗话说"一白遮百丑"，大家都希望有一张光洁白皙的脸，不想让褐色的斑片影响了容貌。如何有效祛斑，成了很多患者非常关心的问题。

对于黄褐斑，一定要把治血作为治疗的根本原则。从多年的临床经验中，我总结出了养血、调血、温血、活血的方法，并收到了很好的效果。

虽然症状类似，但黄褐斑也有多种不同的类型。

类型一

● 斑发青或呈褐色，边界清晰；

● 易生气；

● 月经不规律；

● 容易失眠多梦；

● 大便干燥；

● 舌苔薄白或薄黄。

对于此类型黄褐斑，治疗时宜采用疏肝理气的方法。

基础方为逍遥散，根据症状加减。

基本药物：甘草（微炙赤）、当归、茯苓（去皮）、白芍药、白术、柴胡（去苗）

柴胡疏肝解郁。当归、白芍药养血调经。茯苓、白术、甘草健脾，可以保护后天之本，在治疗黄褐斑方面能够产生很好的效果。

类型二

● 斑颜色浅，边界不清晰；

- 舌苔淡；

- 月经经常延后，量少、色淡，甚至出现闭经；

- 面色黄；

- 容易头晕、心悸；

- 嗜睡或失眠多梦；

- 吃饭不香。

对于此类型黄褐斑，治疗时宜采用**健脾益气**的方法来养血、调经，从而达到治疗黄褐斑的目的。

基础方为**归脾汤**，根据症状加减。

基本药物：白术、茯神（去木）、黄芪（去芦）、龙眼肉、酸枣仁（炒，去壳）、人参、木香（不见火）、甘草（炙）、当归、远志（蜜炙）

人参、黄芪、白术、甘草补脾益气。当归、龙眼肉补血、养心。茯苓、酸枣仁、远志宁心安神。木香和理气和胃的药物配伍，目的是恢复中焦运化，防止大量益气、补血的药物过于滋腻。

类型三

● 斑颜色暗、边界清晰；

● 月经量少，周期短；

● 手脚容易发热；

● 容易感到心烦；

● 容易失眠。

对于此类型黄褐斑，治疗时宜采用**补肾养血**的方法。

基础方为**归肾丸**，根据症状加减。

基本药物：熟地、山药、山茱萸、茯苓、当归、枸杞子、杜仲（盐水炒）、菟丝子（制）

熟地、山药、山茱萸、枸杞子滋肾养肝。当归、茯苓养血调经。杜仲、菟丝子填精益肾。

类型四

● 斑颜色黑、发暗，边界不清晰；

● 月经经血较黑、常有血块；

● 腰膝酸软；

- 怕冷；

- 夜尿频繁；

- 舌质淡。

对于此类型黄褐斑，治疗时宜采用**温肾助阳**的方法。

基础方为**金匮肾气丸**，根据症状加减。

基本药物：干地黄、薯蓣（即山药）、山茱萸、泽泻、茯苓、牡丹皮、桂枝、附子（炮）

黄褐斑是种比较难治愈的皮肤疾病，所以在治疗的时候，患者一定要有耐心。

《黄帝内经》说："百病皆生于气。"这一点在黄褐斑这种皮肤病上体现得最明显。所以，为了有好看的容貌，大家平时不能生气哟。

接下来，我介绍一位患者的情况。她来问诊时四十多岁，整个人看上去不是很有精神，脸上的黄褐斑，既有散布的斑点，也有融合成片的斑片。她说脸上的斑已经长了六年，越来越严重。我问她关于身体的其他情况，得知她平日困倦乏力，到了晚上还睡不安稳，吃饭也不香，月经不仅量少，还颜色深，有血块。我通过看她的舌象——舌质淡红而舌边有齿痕，便确定了，这位患者的黄褐斑属于类型二。

经血颜色暗伴有血块，说明气虚统帅无力，血行滞涩造成了瘀滞。白天困倦乏力，到了晚上却睡不安稳，这多个症状看似矛盾，实际上都是脾的问题导致的。患者因脾气不足而困倦，气血不足、心神失养又导致了患者失眠。

针对这位患者的问题，我开的药以<u>健脾益气</u>为主：太子参、茯苓、白术补中健脾、益气摄血；当归、川芎、益母草、泽兰养血活血；桃仁、红花、莪术、王不留行活血化瘀；郁金、青皮行气解郁，使气血运行顺畅；女贞子、枸杞子、熟地、白芍滋补肝肾。针对她困倦失眠的问题，我在复诊中加了黄芪，后还加入了丹参，以达到益气、养血、安神的功效。这样几个疗程下来，患者不仅面部的黄褐斑明显变淡，食欲和睡眠质量也变好了，人精神了许多。

病例小结

初诊	时间	2015 年 6 月 3 日
	身体状况	近 6 年面部起斑，渐加重；伴月经量少、经血颜色暗、有血块；困倦乏力；夜寐欠安；纳食不香。
	舌	舌质淡红，舌苔薄白。
	方药	太子参 15 克，茯苓 15 克，白术 10 克，当归 10 克，川芎 10 克，白芍 30 克，熟地 10 克，益母草 15 克，泽兰 10 克，桃仁 10 克，红花 10 克，莪术 10 克，王不留行 10 克，郁金 10 克，橘叶 10 克，青皮 6 克，女贞子 15 克，枸杞子 15 克。共 21 剂。温水煎服，早晚饭后分服。
二诊	时间	2015 年 7 月 15 日
	身体状况	药后斑色变淡，范围无变化，疲乏减轻，月经血块减少，纳食稍好转。
	舌	舌质淡，舌苔白，脉缓。
	方药	前方加黄芪 20 克以补中益气，继服 3 周。
三诊	时间	2015 年 8 月 19 日
	身体状况	药后斑色明显变浅，范围缩小，夜寐好转。
	舌	同前。
	方药	上方加黄芪 30 克，加丹参 20 克以加强养血活血之力，再服 3 周。

四诊	时间	2015 年 9 月 30 日
	身体状况	面部黄褐斑明显消退，范围明显缩小，无明显不适。
	舌	舌质淡红，舌苔白。
	方药	上方加巴戟天 10 克、补骨脂 10 克以补肾，继服 21 剂巩固疗效。

下面，我给大家介绍几个祛斑面膜配方，可以用于日常护肤。但要注意，皮肤敏感、有破损的人慎用，使用前，要先在手背或耳后少量涂抹测试，确认不会过敏后，再用于面部。

祛斑面膜配方 1

原料　白附子、白芷、白芍各 50 克，白及 30 克，茯苓 40 克，冬瓜仁 90 克，山药、浙贝母各 100 克。

制法　取上述药物研磨成细粉，过 100 目筛，装入罐内，即得。

功用主治　润肤消斑，祛皱美白。可用于改善黄褐斑、痤疮导致的色素沉着、雀斑等。

用法用量　取药粉 50~75 克，加入氧化锌粉 15 克，用适量纯净水、甘油搅成稀糊状。洁面后，将药糊均匀涂于面部，使之形成一层药膜，40 分钟后洗净，每周 1 次。或将药粉加于其他面膜中使用。

祛斑面膜配方 2

原料　紫草、当归、厚朴、丝瓜络、川木通、白茯苓、白僵蚕各 15 克；当归、川芎、桃仁、红花、白术、白茯苓、沙参、防风各 15 克；白芷、白茯苓、白蒺藜、当归、红花、白僵蚕各 10 克。

制法　将上述药物研磨成细粉制成面膜，或煎液制成面膜，或加入乳膏、乳液中制成外用药。

功用主治　活血化瘀、润肤祛斑，用于黄褐斑、面部暗沉。

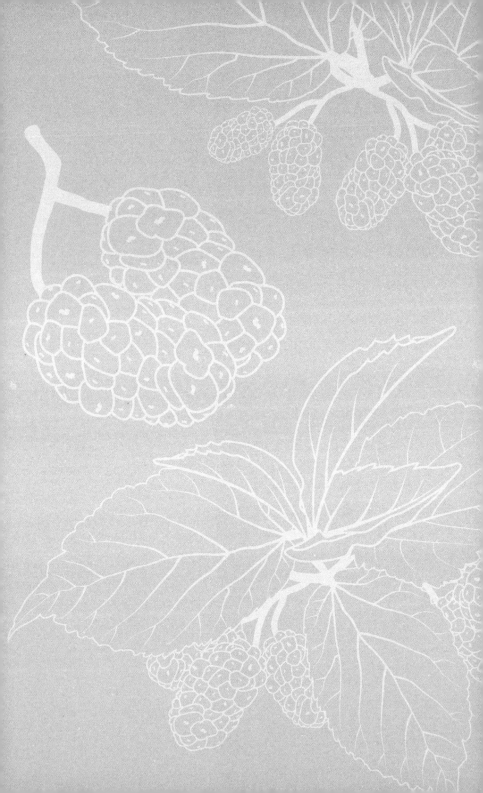

第三章

顺应四时，护肤才有效

中医主张"天人合一"，所以我们养生、用药必须考虑季节的特点。在这一章中，我重点说一下如何顺应四时护肤、养生。

01 春天来了

《黄帝内经》有记载："春三月，此谓发陈。天地俱生，万物以荣；夜卧早起，广步于庭；被发缓形，以使志生；生而勿杀，予而勿夺，赏而勿罚。此春气之应，养生之道也。逆之则伤肝，夏为寒变，奉长者少。"

春天来了，白天变长，天气也越来越暖和了。冰雪消融，万物复苏，草木发芽，鸟语花香，大自然又是一派欣欣向荣的景象。从寒冷的冬天到暖洋洋的春天，是阳气生发、阴气消退的过程。

中医认为，春暖、夏热、秋凉、冬冷，也就是说，春气是暖的；春生、夏长、秋收、冬藏，春天是万物生长、阳气生发的季节。五行中，木有生长、能屈能伸、生发的特性，象征着宇宙万物生生不息。凡具有这类特性的事物或现象，都可归属于"木"，春天就对应着五行中的木。

人体应该和自然、气候、环境、四季协调统一。到了春天，人体里的阳气也要复苏。所以《黄帝内经》说，在春天，我们应该"**夜卧早起，广步于庭**"。早睡早起，克服春困，顺应时令、阴阳之气的变化，多在自然环境中散散步，拉伸形体，放松身心，进行适当强度的锻炼，保持心情愉快，以上活动都有利于人体适应自然环境和调整阴阳气血。

02 春天要养肝

五脏也和五行、四季有着对应、感通的关系。五脏中，肝藏血，主疏泄、司血海。《黄帝内经》中说："肝者，将军之官，谋略出焉。"肝就像将军一样，个性勇毅果敢、能屈能伸，能推动人体内气机的运行通畅。肝的生理特点和五行中的木很像，所以，肝属木，通于春气。

从阴阳的角度看，阴还可以细分为少阴、太阴，阳还可以细分为少阳、太阳。四季中，春、夏都属阳，但春和夏相比，春在阳气上差一点儿，所以是少阳。人体也分阴阳。"言人身之阴阳，则背为阳，腹为阴"，肝在腹中，是阴中之阳，因此，肝便是少阳，也与春季相应。

因为人体和自然、五行、阴阳有着这样的联系，所以养生要顺应节气、时辰，做该做的事。在春天，我们要注意养肝，否则就会**"逆春气则少阳不生，肝气内变"**。在春季养生，既要力戒暴怒，更忌情怀忧郁，要做到心胸开阔，乐观愉快，亲近自然。在阳光明媚、风和日丽、鸟语花香的春天，我们应该踏青问柳，登山赏花，临溪戏水，行歌舞风，陶冶性情，使自己的精神、情志与春季的自然相适应，充满勃勃生气，以利春阳生发之机。

在古代，"（春季）禁伐木，毋覆巢杀胎夭"是一条被帝王格外重视的行政命令。现在，我们也应对自然万物"生而勿杀，予而勿夺，赏而勿罚"，保护生态环境，培养热爱自然的良好情怀和尊重自然的高尚品德。

肝功能正常对保持皮肤红润、健康很重要。皮肤和脏腑、经络、气血的联系都很密切，皮肤出现的病变，一定有内在的根源。如果脏腑平和、气血充足，皮肤自然就会好。在调理脏腑、气血的时候，我们需要特别重视肝、脾、肾这三脏。为什么呢？肾藏精，精生血，脾统血，肝藏血。这三脏里的任何一个出了问题，都会导致气血失常。

肝可以贮藏、调节血液，肝的疏泄功能可以调节气机，气又能调畅血的运行。养好肝，让气血运行顺畅，皮肤也能得到血液的滋养，避免气血瘀滞、肌肤失养等问题。

肝的疏泄功能出了问题，反映到皮肤上，就是长痘、长斑。

我遇到的很多患者，就是来找我看脸上的或身上的痘痘的。在治疗的过程中，我发现，长痘的因素有很多：遗传因素、饮食习惯、生活方式、胃肠功能失调、内分泌紊乱及精神因素等。在中医中，痘痘的原因主要有湿、热、痰、瘀。

那么，痘痘和肝之间有怎样的关系呢？很多青年女性患者，大多是因为肝的调节机能出了问题，肝郁气滞。平时经常心情不顺、忧愁、烦恼、生气，就容易伤肝。肝喜欢心绪豁达，不喜欢心情郁闷。

如果肝推动人体气机的功能失调，气机不畅就会郁而化热。热邪属阳，具有上行侵袭头面部的特点。此外，血液在人体中主要通过气机的推动而运行，气机停滞，血液运行就不通畅，由此局部就会出现气血瘀滞，病理产物堆积。火毒、瘀血郁积在脸上，脸上就长出了痘痘。

肝郁气滞型的痘痘大多是散布在脸上的丘疹、脓疱或结节，颜色为红色或暗红色，多伴有疼痛感。很多女性患者还发现，自己每月在月经前长痘很严重，这也和肝藏血的功能有关。因为女性以血为本，月经前，阴血下注血海，女性全身阴血相对不足，容易导致肝缺少血养，气血运行乏力，因而长痘的症状就更严重。

除了皮肤问题，女性还可能出现失眠、易怒、胁肋胀痛、月经不调、月经量少等情况。此外，从舌诊上看，此类患者舌质多发红或呈暗红，舌苔呈黄色。这些都是肝郁气滞的表现。

肝、肾、脾这三脏如果功能失调，就会导致气血瘀积或运行滞涩，还可能使脸上长出黄褐斑。中医对这种疾病的记述较早，从晋代起就有"皯黣""面黑皯""面皯"等称谓，到明代，黄褐斑在《外科正宗》中被称为"黧黑斑"。后世亦据其颜色、形状特点以及病因、病机等将黄褐斑称为"褐黄斑""蝴蝶斑""妊娠斑""肝斑"等。

有斑必有瘀，无瘀不成斑。中医认为"久病入络"，那么，久病必瘀。气血瘀滞、运行滞涩是黄褐斑的关键病机，无论病在何脏，治疗时都要运用活血化瘀、益气活血、养血活血等方法。治斑不离血。

肝郁气滞型的黄褐斑的特点是，面部斑点、斑片通常呈浅褐色或青褐色，边界清楚，颜色有时亦呈暗褐色。患者常伴有烦躁、易怒、情绪易激动或抑郁的症状；妇女会出现月经不规律，经前常伴有双乳胀痛等症状；患者亦食欲不振或时有呃逆嗳气，失眠多梦，大便干燥或排便不规律。此外，患者舌质暗红，舌苔薄白或薄黄。

临床上，遇到肝郁气滞的患者，我常选用逍遥散加减治疗。这个药方历史悠久，出自宋代太医局编纂的临床方书《太平惠民和剂局方》，传承近千年，如今仍在临床中使用。它的主要药物有柴胡、白术、茯苓、当归、白芍、甘草、薄荷。其中，柴胡疏肝解郁；当归、白芍养血和血、柔肝缓急、养肝体而助肝用。

人体脏腑之间彼此联系，肝郁气滞不只要调理肝。五脏之中，肝属木、脾属土，根据五行中木、土相生相克的关系以及"见肝之病，当先实脾"的治疗原则，即使辨证为肝郁，医生在用逍遥散加减这一药方疏肝解郁的同时，也要顾护脾胃，健脾和中，以使肝气得舒、脾气健旺。方中的白术、茯苓、甘草可以健脾益气，不仅能实土抑木，而且能使营血生化有源。方中的薄荷可以疏散郁遏之气。此方肝脾调和，而使诸证得解。

实际诊疗中，我会根据患者的情况，在逍遥散原方的基础上调整方剂。一位五十多岁的女性患者来找我看黄褐斑。她长斑已经五年了，一直没有好好治疗过，后来黄褐斑加重了。她自己使用过药膏，却没什么作用。为此她很着急，平时她也容易急躁、生气。我通过看她的脉象和舌象，发现她的脉弦细，舌质暗有瘀斑，舌苔白。这些是肝郁化火、气滞血瘀的表现。根据"肝为将军之官，以柔和为顺"的特点，治疗应该以养血活血为法，养血以柔肝，配合行气解郁，使肝疏泄调畅，以利调经活血。于是，我在原方的基础上加了桃仁、红花，这些是活血化瘀要药，常配川芎。川芎乃血中气药，善走头面，引药上行。我还加了泽兰、益母草以活血调经。之后，她又来复查了三次，每次我都根据她的情况，对药方再做加减。慢慢地，她脸上的斑明显变淡、变小了。

如果肝出现了郁滞的问题，那么患者在日常调理中就应该注意疏肝解郁。患者平时要放松心情、适量运动，补益脾气。

03 春天要防"风"

春天养肝，调理的是内在。而皮肤不只反映了人体内在的健康状况，由于它暴露在外部，所以它本身就容易受到外邪侵袭。人体一直处于正邪对抗之中：邪不压正，身体就是健康的；如果体内的正气不足，或是外部环境出现了剧烈的变化，外邪强盛了，正邪的平衡被打破，人就会生病。所以，保养皮肤也要注意外部的防护。

在春天，最容易侵害人体的邪气是什么呢？东方生风，风生木。春天多风邪。我们对春天有一个直观的印象，那就是春天经常刮风，忽冷忽热。风为百病之长，具有"善行数变"的特征，四处流动、变动不居。风邪能够通过腠理（皮肤、肌肉之间的缝隙）侵入人体，而春天阳气生发、天气变暖，人的腠理舒展，人体更容易被风邪入侵。风邪侵袭皮肤，就可能导致皮肤粗糙、干燥、瘙痒等问题。

体内脏腑如果功能失调，人反复外感风邪，也可能引发许多皮肤问题。在冬天和春天，牛皮癣患者的症状往往会变得严重。牛皮癣的特征是皮肤如牛领之皮，厚而且坚硬。它是一种慢性瘙痒性皮肤病，是一种临床常见的神经功能障碍性皮肤病，现代医学也称之为神经性皮炎。

初起病时，皮肤往往只会瘙痒，因患者搔抓及摩擦，之后皮肤才出现聚集性扁平丘疹，皮疹颜色淡红、正常或淡褐色。日久皮疹逐渐增多，相互融合成片。患者自觉阵发性剧烈瘙痒，尤以夜间为重，在情绪波动、精神紧张时痒亦加重。

由于患者经常搔抓，皮损逐渐肥厚、皮沟加深、皮嵴隆起成席纹状，形成肥厚斑块苔藓样变，斑块表面有少许鳞屑、抓痕及血痂。这种病好发于颈后及两侧、肘、膝、上眼睑、股内侧、骶尾、腕、踝等部位，亦可泛发全身。中医文献对此病的记载颇多，因其好发于颈项部，又称其为"摄领疮"；因其缠绵顽固，亦称"顽癣"。

牛皮癣的发病与情志、体质及外邪有关。易患之人多会因为精神紧张、情绪不畅、脾气不运、湿热内蕴、复感风湿之邪发病。因与精神、神经因素有关，牛皮癣的病机主要有肝郁化火、脾湿不运、外感风邪、血虚风燥等，与肝脾关系最为密切。五志皆可化火，人的情绪波动、精神紧张以及性情急躁等精神因素，都会出现化火生热。火热伏于营血，血热偏盛，故见皮损色红；血热生风，风盛则燥，故皮肤剧痒、干燥。

大概几年前的一个晚春，我接诊过一位男性患者。他得神经性皮炎已经一年了，最初是右手背开始痒，后来瘙痒的部位扩散到了两肘和尾骨。他之前也看过医生，但医生开的药治疗效果不好。瘙痒在晚上尤其严重，使他睡不好觉。我给他把了脉，看了舌象：脉滑，舌质红赤，舌苔薄黄。我还问了他的睡眠和排便情况：睡不稳，大便溏。这位患者就是因为情志不遂，肝郁化火，火热伏于营血，营血运行不畅，复因肝郁克脾，脾湿不运，外感风邪，蕴阻肌肤而发病。肌肤失于濡养，所以出现了皮疹和瘙痒的症状。患者肝郁化火，上扰心神，故睡眠欠佳；脾虚湿蕴，故大便溏；脉滑，舌质红赤，舌苔薄黄，亦属肝郁化火之象。我给他开了清热燥湿、泻火、凉血、安神、止痒的药，他来复诊的时候，病情就好很多了。

在春季和秋季外感风邪后，素体脾虚、湿邪内蕴的人往往会患上脂溢性皮炎，或原有的皮肤炎症加重。我的一位年轻的女性患者，每到春秋面颈部就会发红、发痒、起屑、起疹。我观察到她舌质淡，舌体胖，舌边有齿痕，舌苔白腻，脉细滑；了解到她还有腹胀、大便黏滞、月经量少、经期后错等问题——这些都是脾虚、湿邪内蕴的表现。这样的体质，外感风邪，蕴阻肌肤，所以有皮损起屑；外受风邪，肌肤失于濡养，所以会瘙痒。只要对症下药，做到健脾利湿、疏风止痒，就会有很好的疗效。

04 春季食疗配方

枇杷叶石膏粥

此方由治疗痤疮的经典方剂——枇杷清肺饮增减药味调整而来，可清胃热、泻肺火、解疮毒，为治疗粉刺常用的食疗方。此粥对多见于额、颊、鼻旁，皮疹、炎症明显，有脓疱的肺胃积热型痤疮的治疗效果尤为明显。

食材

枇杷叶 10 克
生石膏 15 克
菊花 6 克
粳米 50 克

步骤

- 将生石膏、枇杷叶、菊花分别用温水洗净，将粳米淘洗干净；
- 将生石膏、枇杷叶、菊花用纱布包好，放在砂锅中，添入适量清水，用大火烧开后，转小火煎煮半小时，弃药包，留汁待用；
- 净锅上火，添入适量清水，烧开，下入粳米，用大火烧开后，撇去浮沫，改中火，煮成稀粥，再加入药汁，稍煮即可食用。

用法用量

煮粥服食。每日 1 剂，10 日为 1 个疗程。

禁忌证

脾胃虚寒（如在受凉饮冷后胃部疼痛，甚至日常胃部隐隐冷痛，劳累后加重）或日常有消化不良、神疲乏力、手足不温、大便不成形等症状者不宜食用。

枇杷叶
- 味苦，性凉；
- 清肺和胃，降气化痰。

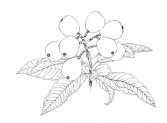

荷叶贝母核桃仁粥

陈老原创食疗方，有软坚散结、清热除湿之效，特别适合面部丘疹日久逐渐加重已形成结节、囊肿的痤疮患者。

食材

荷叶半张

贝母 10 克

核桃仁 10 克

山楂 10 克

大米 60 克

步骤

- 将原料分别洗净；
- 将荷叶、贝母、核桃仁、山楂放入锅内，加适量清水，用大火煮开，改小火煎煮，去渣留汁；
- 用药汁将大米煎煮成粥。

禁忌证

孕妇，脾胃虚寒（如在受凉饮冷后胃部疼痛，甚至日常胃部隐隐冷痛，劳累后加重）或日常有消化不良、神疲乏力、手足不温、大便不成形等症状者不宜食用。

用法用量

煮粥服食。每日 1 次，30 日为 1 个疗程。

> **核桃仁**
> - 味甘，性温；
> - 温补肺肾，定喘润肠。

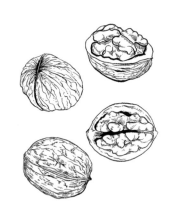

桃仁白茅根饮

此方为陈老原创，是具有活血祛瘀、消肿止痛功效的食疗方，玫瑰痤疮患者食用尤佳。

食材

桃仁 10 克

当归 10 克

白茅根 30 克

葛粉 10 克

白糖 30 克

步骤

- 将桃仁、当归、白茅根洗净；
- 以上三味药与葛粉一同放入炖锅，加适量清水，用大火烧沸，再用小火煎煮 25 分钟；
- 过滤去渣，留药液，加入白糖即成。

禁忌证

孕妇，脾胃虚寒（如在受凉饮冷后胃部疼痛，甚至日常胃部隐隐冷痛，劳累后加重）或日常有消化不良、神疲乏力、手足不温、大便不成形等症状者不宜饮用。

用量

每日 3 次，每次 150 克。

桃仁
- 味苦、甘，性平；
- 活血祛瘀，润肠通便，止咳平喘。

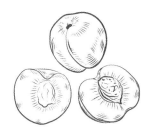

柴香栀莲茶

此方为陈老原创，适用于防治肝郁化火证，以代茶饮的方式起到"治未病"的保健作用。

柴胡 3 克

香橼 3 克

栀子 2 克

莲子心 2 克

步骤

● 将所有食材用开水冲泡。

用法

代茶饮。

禁忌证

孕妇，脾胃虚寒（如在受凉饮冷后胃部疼痛，甚至日常胃部隐隐冷痛，劳累后加重）或日常有消化不良、神疲乏力、手足不温、大便不成形等症状者不宜饮用。

> **柴胡**
>
> ● 味辛、苦，性微寒；
> ● 和解表里，疏肝解郁。

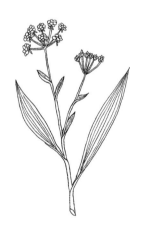

黑芝麻桑叶汤

此方为陈老原创，适用于气血不足、肝肾亏虚患者，可减轻皮肤干燥、毛发粗糙无光泽、脱发、白发等症状。

食材

黑芝麻 30 克

桑叶 10 克

何首乌 20 克

生地黄 15 克

步骤

● 将原料用水 250 毫升煎汤。

用法用量

煎汤服用。每日 2 次。

禁忌证

外感风寒及胃火炽盛者不宜饮用。

> 桑叶
> ● 味苦、甘，性寒；
> ● 疏散风热，清肺润燥，平肝明目，凉血止血。

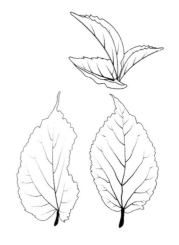

银花紫背天葵汤

此方具有清热除湿之功效，对有脾胃湿热证者效果更佳。

食材

金银花 60 克

淡竹叶 20 克

紫背天葵 20 克

鲜荷叶 100 克

紫苏叶 6 克

蜂蜜适量

步骤

- 将前 5 味食材洗净，放入锅内，加适量清水；
- 用小火煮半小时，去渣留汁。

用法

用药汁冲蜂蜜，可代茶饮。

金银花

- 味甘，性寒；
- 清热解毒，疏散风热。

禁忌证

脾胃虚寒（如在受凉饮冷后胃部疼痛，甚至日常胃部隐隐冷痛，劳累后加重）或日常有消化不良、神疲乏力、手足不温、大便不成形等症状者不宜饮用。

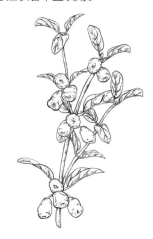

防风芹菜汤

此方治疗外感风热型皮肤病尤其有效。

食材

防风 15 克
芹菜 250 克
盐、味精各 3 克

步骤

- 将防风洗净，将芹菜洗净后切成 4 厘米的段；
- 将防风和芹菜放锅内，加适量清水，用大火烧沸，再用小火炖煮 25 分钟；
- 加入盐、味精调味即可。

用法用量

每日 1 次，每次吃芹菜 100 克，喝汤。

禁忌证

孕妇禁用。

防风
- 味辛、甘，性微温；
- 祛风解表，胜湿止痛。

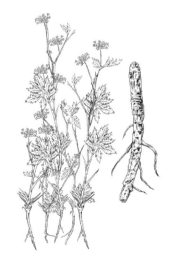

05 夏天来了

《黄帝内经》有记载："夏三月，此谓蕃秀。天地气交，万物华实；夜卧早起，无厌于日；使志无怒，使华英成秀；使气得泄，若所爱在外。此夏气之应，养长之道也。逆之则伤心，秋为痎疟，奉收者少，冬至重病。"

夏天是一年中最热的季节。阳光又烈又毒，烤得地面发烫。到了三伏天，天气闷热潮湿，叫人难受，有时还有瓢泼大雨。可夏天也是万物生长的季节。我们可以看到，在夏天，大树枝繁叶茂，有些植物在春天开花，在夏天开始结果。这个季节有美好的一面，也有让人苦恼的一面。为了享受夏天的美好，避开它带来的烦恼，夏季养生也格外需要被重视。

夏天还是天地阴阳之气相交的季节，在这个季节，人们依然要遵循"夜卧早起"的作息方式。和春天略有区别的是，夏天的白天更漫长。我们在夏天也要遵循自然界的规律，跟上太阳的脚步，早上不要睡懒觉。情志上，我们在夏天要保持心情平静，调节情绪，舒缓心气，避免发怒。夏天的燥热、闷热难免让人心烦，这时，我们要记住一句老话："**心静自然凉**。"心情平静是应对暑夏的生活之道。

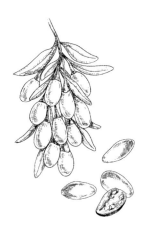

06 夏天要养心

夏天是火热的，从五行五脏的对应关系上看，夏对应火，对应心。《黄帝内经》说："心者，生之本，神之变也。其华在面，其充在血脉，为阳中之太阳，通于夏气。"心脏是五脏中阳气最足的器官，它一刻不停地热情跳动着，推动血液经过脉管输送到全身上下。心"其华在面"，这意味着我们可以通过面色看出心是否健康。心主掌血脉，头面部血脉充盈，因而最能反映心的状况。反过来看，我们要想有红润的面色，就要注意养护心。在夏天，我们尤其应该注意这一点。

为了顺应夏气，我们应该保持心气顺畅。违背了夏气运行的规律，心就会受损，身体的健康状况在下一个季节——秋天就会受到影响。

心最可能出现的问题，一个是心火。《黄帝内经》说："诸热瞀瘛，皆属于火；诸痛痒疮，皆属于心。"皮肤经常出现的肿痛、瘙痒、破溃，或多或少都同热邪有关。一些皮肤炎症的临床表现为颜面红肿、灼热、瘙痒，可能还会伴随心烦意乱的症状，其主要病机往往是心火亢盛，热伤血络。这时，我们就需要用一些清热凉血的药物来降心火。

另一个问题是心血亏虚。心血亏虚也会影响皮肤状况。心主血脉，心血亏虚会影响全身血脉，连带影响其他的脏腑，甚至影响神志。气血不足，皮肤缺乏濡养，面色就会晦暗。皮肤上的毛发缺乏濡养滋润，就可能出现干枯、脱落的问题。这时，我们就要滋养气血，改善心血亏虚的状况。

夏季炎热，人体出汗增多。"心在液为汗"，血中的津液是汗液化生的来源，出汗又与心神调节有关。大汗淋漓，其实是一种对心阴的消耗。所以，在夏天，我们一方面要避暑，避免大量出汗；另一方面要舒缓情绪，避免烦躁。"阳气者，烦劳则张，精绝"，意思是说劳累太过，阳气就会弛张于外而不能缓，这样就会出现内耗阴精的病理情况。久而久之，阴精渐趋耗竭，就会产生与阴虚有关的疾病。阴虚则不能制阳，况且阴虚之证阳热之气相对偏旺，所以患者整体上会呈现阴虚阳亢的态势。

阴阳失调，气血失和，人体就会处于病理状态。而人在心烦意乱、情绪激动时，往往也会浑身出汗。所以，夏日要养心，养脏腑之心，也要养情志。

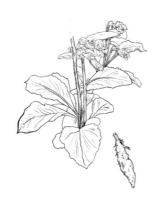

07 夏天更要防"热"

现在，热的问题突出，既和环境有关，也和生活方式有关。气候变暖，天气越来越热，夏天温度也越来越高。人吃的东西也给体内带来了越来越多的热。到了夏天，晚上不冷了，大家就愿意去外面吃夜宵——各式各样的烤串、扎啤，这往往是年轻人三三两两聚在一起时最常吃、最常喝的东西。此外，夏天天气热，有人为了解暑，也会吃点儿冰激凌和冰棍，喝冰可乐。油腻、甜腻的食物和调味料加得很足、口味很重的食物在中医里都被叫作"肥甘厚味"。过食肥甘厚味，饮酒贪杯，大量食物堆积在胃肠里，就成了热。

夏季多暑邪，暑邪为外邪，属阳邪，多与湿邪合而为病。过食肥甘厚味所产生的热邪更易与湿邪纠缠，导致胃肠湿热，使人出现为大便黏滞、舌苔厚重、肢体乏力、精神困倦等症状。体内有热，再贪图凉爽，空调、电扇吹得太猛、太久，人体外感风邪，疾病便随之而来。所以，在夏天，我们在饮食上一定要节制，注意饮食清淡。要防暑，也要避免贪凉。

另外，到了夏天，人们还会特别在意一个和皮肤问题相关的事情，那就是防晒。夏天光照强，如果不注意防护，在户外阳光下活动时间过长，皮肤就有可能被晒黑、晒伤。

日晒疮在中医中是一个病名，在西医中被称为日光性皮炎，它是皮肤腠理不密，且受到光热之邪侵袭，致使热不得外泄，郁积在肌肤上导致的。我们出门前要做好防护，再配合饮食和外用的防晒品，才能防止晒伤，让皮肤在强烈的日光照射之后也能保持白皙。

日光照射是诱发和加重皮肤老化的重要因素之一。有研究明确表明，紫外线照射会影响黑色素细胞、角质形成细胞、真皮成纤维细胞等细胞的代谢，促进相关因子的分泌，从而加速黑色素细胞的增殖、分化，激活内皮细胞进而加重色素沉着。日光照射不仅是诱发和加重皮肤老化的重要原因，还是诱发黄褐斑的重要因素。

防晒主要有两大方式：物理防晒和化学防晒。物理防晒可选择"硬防晒"，如打遮阳伞、戴宽檐帽；也可以选用物理性防晒霜，以反射或散射紫外线及可见光。化学防晒主要是选用 SPF（Sun Protection Factor，防晒指数）大于或等于

30 的广谱防晒剂。

　　光敏患者除了要注意采取防晒措施外，还需要避免食用光敏性食物和服用光敏性药物。光敏性食物有泥螺、藜、鲜笋、莴笋、小茴香、荠菜、茼蒿、萝卜叶、西蓝花、荞麦、香菜、红花草（紫云英）、油菜籽、芥菜、无花果、柑橘、青柠檬、杧果、波罗蜜等。光敏性中药材有补骨脂、白芍、天竺黄、荆芥、防风、沙参等。光敏性西药有磺胺类药、阿司匹林、水杨酸钠、四环素、氯苯那敏、氯氮、含孕酮的避孕药、雌激素类药物等。

08 长夏护脾

夏天有一个特别的阶段，中医称之为"长夏"。长夏首见于《黄帝内经》，它虽然是夏季的重要阶段，但在时间上一直没有明确、统一的界定。目前被普遍接受的观点是"五脏应四时，脾与四时之外的'长夏'（从夏至到处暑）相通应"。有学者认为长夏有名无实，不过其作用潜在影响了人体一年四季的健康状况。也有学者认为，长夏主脾，长夏的时间为 72 日，但这 72 日既不是连续的，也没有明确的划分，而是无形地分散在一年四季之内。长夏之时气温最高，此时进行冬病夏治，能达到养护身心的目的。在大家的生活中，最广为人知的冬病夏治的方子莫过于三伏贴。

《黄帝内经》说："**脾主长夏。**"对应长夏的脏器是脾。脾为气血化生之源。血则是皮肤的基础营养物质，起濡养、润泽的作用。前文说了心主血脉，心可以将血供向全身，脾则统摄气血。脾气健则气血充足，皮肤红润而有光泽。如果脾气虚衰，气血生化无源，皮肤就会失去光泽，变得苍白或萎黄。

脾主运化水谷精微。从饮食中摄取的营养成分通过脾的运化，到达皮肤、毛发，起到濡养肌肤、毛发的作用。因此，脾的运化功能关系到皮肤色泽、湿度以及毛发的光泽度。如果脾的运化功能失常，皮肤就会缺少滋养，面部会出现萎黄、干燥、皱纹等问题。

长夏应防湿。湿的特征是重浊、黏腻，湿邪蕴久化热容易耗血伤阴、化燥生风，因湿邪生病的患者往往病史长，与湿邪有关的疾病多缠绵不已，症状反复发作。湿疹就是这样。长夏是闷热的时期，湿邪旺盛，而脾属五行之土，喜燥恶湿，长夏的湿邪最容易影响脾。

湿邪有外湿、内湿之分。外湿指存在于自然界的湿气，四季中以长夏时期湿气最盛，所以长夏多湿病。外湿除与季节有关外，还与生活环境、工作性质等有关，居处潮湿、水上作业、涉水淋雨等都可能使湿邪侵袭人体。

脾易为湿邪所困，其功能失常后又容易积滞生湿，体内水液不能正常运化，蓄积在体内成为病理产物，影响人体健康，就会形成内湿。

内湿多由脾失健运，水谷津液运化、转输受阻，津液蓄积停滞而成，《黄帝内经》云："**诸湿肿满，皆属于脾。**"现在，随着生活水平的提高，外湿致病的情况逐渐减少，内湿致病的情况却越来越多了。这是因为难于消化的肥甘厚味在体内积累太多，积滞化湿，影响了脾的功能。

因此，我们在长夏祛湿化湿，保证脾的健运，让身体气血充足，才能避免皮肤因气血不足或运行瘀滞而出现问题。注意饮食亦能健脾。无论是为了呵护肌肤，还是为了调理身体，在饮食中注重除湿健脾都是大有裨益的。清代叶桂在《温热论》中曰："湿胜则阳微。"这个观点指出，脾之阳气与湿邪存在重要的联系。《黄帝内经》曰："清湿袭虚，则病起于下。"这也就是说，湿邪伤人多伤及人体下部，引起水肿、带下异常、腹泻、脚湿气等病症。

针对长夏之湿，中医认为人在长夏应做到两防原则。一，防湿，也就是避免与潮湿之气接触，保持机体干燥清洁。二，防暑防凉。暑在此时多夹杂湿邪，侵袭人体后会致人中暑、冒暑。此时，我们应避免待在高温、高热的环境中；在空调房中注意寒温有度，避免因贪凉而感湿邪。在临床上，常以藿香、佩兰、鸡内金、山楂、苍术、厚朴等药材化湿健脾，以荷叶、西瓜翠衣等药材清暑热。

09　夏季食疗方

冬瓜粥

此方出自黄云鹄所撰食疗著作《粥谱》，为治疗湿疹的常用食疗方。此粥可以清热利湿，多用于亚急性湿疹，对脾虚湿蕴型湿疹的效果更明显。

食材

新鲜连皮冬瓜 80~100 克（或干冬瓜仁 10~15 克，或新鲜冬瓜仁 30 克）

粳米 100 克

步骤

- 将新鲜连皮冬瓜（或冬瓜仁）洗净，切小块，将粳米淘洗干净；
- 将新鲜连皮冬瓜（冬瓜仁）和粳米一同放在砂锅中，加适量清水，先用大火煮沸，然后用小火慢煮，煮至瓜烂、米熟、粥稠即可。

禁忌证

脾胃虚寒（如在饮冷后出现胃痛、腹泻，大便溏稀不成形）、虚寒肾冷、久病滑泄者，处于经期者，因受寒而痛经加重者不宜食用。

用法用量

煮粥服食。每日分早晚 2 次服用，10~15 天为 1 个疗程。

> 冬瓜
> - 味甘淡，性凉；
> - 利水消肿，清热止渴，解毒。

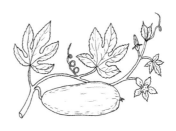

石膏玉竹百合粥

此粥清热生津，养血润肤。此方为治疗银屑病的常用食疗方，特别适合静止期的银屑病患者食用。该类患者的皮疹以斑片、少量鳞屑为主，皮肤干燥皲裂。此粥对自觉瘙痒者疗效较佳。

食材

生石膏 18 克

玉竹 15g 克

百合 15 克

生地黄 20 克

粳米 60 克

步骤

- 将石膏、生地、玉竹、百合分别洗净，将粳米淘洗干净；
- 往石膏、生地、玉竹中加入清水，用小火煎水，去渣留汁；
- 将百合、粳米加入药汁中，用大火煮开，改小火熬煮成粥，加食用盐调味。

用法用量

煮粥服食。每日 1 剂，8~10 天为 1 个疗程。

禁忌证

脾胃虚寒者、孕妇以及痛经患者不宜食用。

> **玉竹**
> - 味甘，质润，性微寒；
> - 养阴润燥，生津止渴。

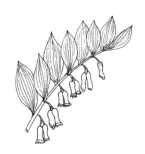

百合薏米煲鲜藕

此汤清热、解毒、消肿。此方为治疗玫瑰痤疮的常用食疗方，特别适合鼻部、两颊、前额、下颏等部位（五点分布）出现红斑的肺经风热型玫瑰痤疮患者食用。

步骤

- 将藕、生薏苡仁、百合一同放炖锅内，加入适量清水；
- 用大火烧沸，再用小火炖煮35分钟，加入盐、味精调味即成。

用法用量

煲汤服食。每日1剂，10日为1个疗程。

> 藕
> - 味甘，性凉；
> - 清热生津，凉血止血，利脾胃，益血生肌。

食材

百合20克
生薏苡仁30克
鲜藕250克
盐、味精适量

禁忌证

虚寒体质者不宜长期食用，孕妇以及正值经期的女性应避免食用。

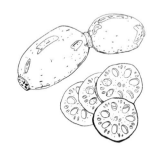

冬瓜薏苡仁汤

此方为陈老原创，可健脾利湿，对脾虚湿盛型的皮肤病（如皮损粗糙、肥厚或兼有少许渗液，见抓痕、鳞屑的脾虚湿盛型湿疹、神经性皮炎）效果明显。

食材

车前子 15 克

冬瓜皮 30 克

生薏苡仁 30 克

步骤

- 将车前子用布包装好，与冬瓜皮、生薏苡仁一同放入锅内；
- 加清水煮 30 分钟后，去车前子、冬瓜皮，饮汤，食薏苡仁。

禁忌证

虚寒体质的人不适宜长期食用，孕妇以及正值经期的女性避免食用。

用法用量

煲汤服食。每日 1 次，2 周为 1 个疗程。

> 车前子
> - 味甘，性寒；
> - 利尿，清热，明目，祛痰。

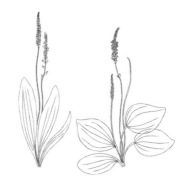

薄荷绿豆汤

此汤清热解毒，对治疗热毒型的疾病（如暑热烦渴、湿热泄泻、水肿腹胀）更为有效。

步骤

- 将绿豆洗净，加入清水中，煮至"开花"；
- 将薄荷叶洗净，加约 1 大碗清水，浸泡半小时；
- 用大火将浸泡的薄荷叶煮沸，冷却后过滤，将药汁与冷却的绿豆汤混合，搅匀。

食材

绿豆适量
薄荷叶少许

用法用量

煲汤服食。每日 1 次。

禁忌证

绿豆性寒，故素体虚寒者不宜多食或久食，脾胃虚寒泄泻者慎食。

> 薄荷
> - 味甘，性凉；
> - 清利头目，疏肝行气，疏散风热。

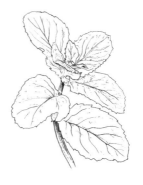

凉拌三苋

此道拌菜清热解毒，散血消肿，对颜面脂溢重，皮疹色红、新生较多的青春期患者有效。

食材

鲜苋菜 100 克

鲜冬苋菜（冬葵）100 克

马齿苋 100 克

盐适量

步骤

● 将三种食材分别用开水焯至八成熟；

● 捞出后浸入冷水中 5~10 分钟，取出，去水，切段，加盐拌匀即可。

用法

凉拌服食。

禁忌证

阴盛阳虚体质、脾虚便溏或慢性腹泻者不宜食用。

> **马齿苋**
>
> ● 味酸，性寒；
>
> ● 清热解毒，散血消肿。

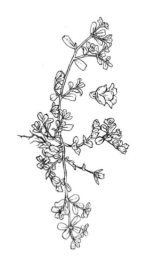

桃仁山楂荷叶粥

此粥活血化瘀、除湿散结。此方为治疗痤疮的常用食疗方，对多见于下颌、颈部、双颊等部位，以囊肿为主的痤疮尤为有效。

食材

桃仁 9 克

山楂 9 克

荷叶半张

贝母 9 克

粳米 60 克

步骤

- 将桃仁、山楂、荷叶、贝母分别洗净，将粳米淘洗干净；
- 在桃仁、山楂、荷叶、贝母中加入清水，用小火煎水，去渣留汁；
- 将药汁、粳米放入锅中，用大火煮开，改小火熬煮成粥。

用法用量

煮粥服食。每日 1 剂，7~10 日为 1 个疗程。

禁忌证

月经过多者、孕妇及便溏者不宜食用。

荷叶

- 味苦，性平；
- 清热解暑，生发清阳，散瘀止血。

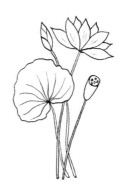

荷叶冬瓜汤

此汤味道清淡，可清热解暑，利尿祛湿，生津止渴，多用于暑热起疹、口周有痤疮的患者，特别适合皮肤油脂分泌多的青少年痤疮患者饮用。

食材

鲜冬瓜 500 克

嫩荷叶 1 张

步骤

- 取嫩荷叶 1 张，剪碎，将鲜冬瓜切片后与荷叶一同放入清水中，煮汤；
- 汤成，去荷叶，加少许食盐调味。

用法用量

煮汤。每日分 2 次服用。

禁忌证

脾胃虚寒、常腹泻或便溏者不宜饮用。

10 秋天来了

《黄帝内经》记载："秋三月，此谓容平。天气以急，地气以明；早卧早起，与鸡俱兴；使志安宁，以缓秋刑；收敛神气，使秋气平；无外其志，使肺气清。此秋气之应，养收之道也。逆之则伤肺，冬为飧泄，奉藏者少。"

暑热渐渐退去，到了秋天，空气变得清爽，人也开始感到凉爽了。秋天是收获的季节、收敛的季节，也是自然界万物开始凋零的季节。"一场秋雨一场寒"，秋风一过，秋雨一下，夏天的绿叶就变成了枯黄的落叶，人也得添衣保暖了。

秋天最重要的养生之道就是"收"。春天生发、夏天生长的旺盛生命力，到了秋天就应该有所收敛。在秋天，白天逐渐变短，我们的作息应和在春天时的类似，应该早睡早起。秋天开始转冷，进入了"阳消阴长"的过渡阶段。

在气候变得干燥、昼热夜凉时，我们的作息要相应做出调整，而早睡早起的目的在于：早睡以顺应阴精的收藏，以养"收"气；早起以顺应阳气的舒张，使肺气得以舒展。在秋天，我们要让神志安宁，缓和肃杀之气带来的影响。在秋天收好了阳气，身体才能为过冬做好准备。

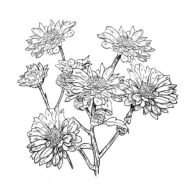

11 秋天要养肺

与秋天对应的脏器是肺，二者在五行中皆属金。在秋天要养肺，顺应收敛之道，否则肺就会受到损伤。

肺对我们的身体来说很重要，护肤也要重视保护肺。《黄帝内经》说："肺者，气之本，魄之处也。其华在毛，其充在皮，为阳中之太阴，通于秋气。"肺通过呼吸和宣发肃降的功能将气敷布人体，一身之气从而能到达皮肤上的毛孔，使得皮肤滋润光泽。肺主气、司呼吸，吸纳清气、吐呼浊气。肺虚的人常患呼吸道疾病。

肺虚的人爱出汗，人出汗就容易感冒。中医认为这种感冒属于卫表不固，不仅仅会表现在口咽部等上呼吸道，如流鼻涕、嗓子疼，而且会"往下走"，影响肺。很多老年人每到深秋，或在季节变换、温差较大的时候，因为抵抗力不足，稍有差池，就会得肺炎。

对皮肤来说，肺主呼吸的功能可以维持皮肤的氧气供应和健康状态。这个功能如果发生异常，就可能导致皮肤暗沉，甚至出现病色。

肺主宣发肃降，通调水道。这一功能可以将水液和水谷精微输布于全身上下，从而滋养脏腑，濡养皮毛，还可以让浊液下沉到肾，最终排出体外。肺可以宣发卫气以护卫肌表，温养皮毛，调节腠理的开合和汗液的排出。

肺功能正常，皮肤就会呈现健康的状态，细腻致密、柔润少皱。肺气、肺阴不足，肺失宣降，肌肤就可能出现干燥粗糙、毛窍闭塞、粉刺角栓、毛周角化等皮肤问题，如果水湿停运于肌腠，湿邪影响皮肤，人体就可能出现迁延难愈的皮肤问题。

养肺的难处在于，肺为娇脏。肺是非常娇嫩的，容易受到邪气影响。特别是在秋天，很多因素都威胁着肺的健康。

首先是环境，秋天空气干燥，而肺喜润恶燥。人们常说，秋季要润燥，就是这个道理。平时我们吃的梨、银耳、百合等食物，都有滋阴润燥的功效。

到了秋天，桂花开了，很香。桂花有化痰散瘀、温中散寒的功效，它的香气也有益于肺的运作，有益于脾胃消化。此外，《黄帝内经》言："肺欲收，急食酸以收之，用酸补之，辛泻之。"在秋天，为了好好养肺，好好"收"，我们应该食用一些酸味的食物，而少吃辛辣的食物。

日常生活中，我们还可以通过一些简单的活动和运动来保养肺部，比如每天吐故纳新：向下弯腰，双臂合拢，把肺里的脏东西呼出去；再向后仰，张开双臂，把肺充分"打开"，吸进新鲜空气。一次呼吸过程要尽量长，10 秒为宜。选择一天中空气最清新的时候来做，一天 20 次即可。此外，太极拳也是简单易学、强身健体、老少皆宜的运动。

其次，我们还要注意情志对肺的影响。忧伤肺，而在秋天，万物衰败，难免让人心生悲秋之情。这时我们就要注意调节情绪，不要让过度的悲忧影响身心健康，影响肺气的宣发肃降。

最后，除了肺虚，我们也要小心肺热。肺很容易受到其他脏腑的影响。肺在人体中的位置靠上，中医称之为"华盖"。脾胃等其他脏腑若是积热，肺很容易受影响，因为火热之邪为阳邪，易袭阳位，向上发展。此外，秋天天气干燥，人体津液不足，阴津匮乏，也会导致肺脏燥热。肺感热邪会影响肌肤状态，导致皮肤出现炎症。这又提醒我们应注意饮食：夏天注意照护脾胃，少食油腻辛辣的食物，就能减轻几分在秋天养肺的困扰。

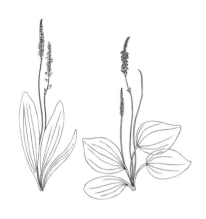

12 秋天要防"燥"

秋天干燥，而最容易影响人体健康的就是燥邪。燥邪性质干涩，易损伤津液，使皮肤干燥、脱屑，又会造成口鼻干燥、小便短少、大便干结等症状。

人在皮肤干燥时，除了服用润燥药食以外，也要做好外护工作；要注意使用滋润型护肤品，使用一些基础保湿剂；若要采用中药面膜保养面部，应使用有润燥滋养功效的面膜配方。常用于缓解皮肤干燥的中药材包括玉竹、麦冬、天花粉、甜杏仁、光桃仁、当归、怀山药、薏苡仁、益母草、白术、白芷、防风。

此前，在讲春季护肤时，我提到了风邪。风邪在春天对人体的影响突出，但它并非只是春天才有，风邪一年四季都有可能出现。秋天也会刮风，风也很大，凉而干燥。风邪和燥邪是有联系的。中医称脂溢性皮炎为"面游风"，认为此病病因在于患者素体血燥，又嗜食辛辣、甜腻及厚味，饮酒贪杯，致胃肠积热或又感受风邪，风邪郁久不散，以致耗伤阴血，肌肤失于濡养。

皮肤出现脱屑、瘙痒、干燥时，若患者体内有湿热，则患处同时还会出现油腻、发红的症状。此时患者体内阴血不足，阴虚内热，化燥生风，此为内风。如果内风、外风合而为患，皮肤脱屑、瘙痒等症状则会进一步加剧。

到了秋天，我们不仅要润燥，还要注意防风，增添衣物，避免着凉受风，激化或引发燥证。燥证多指由各种原因引起的体内津液不足，致精血枯竭，或津液不能正常输布，致脏腑、组织、毛窍失于濡养，从而出现口干咽燥、鼻干唇裂、干咳无痰、两目干涩、皮肤干燥脱屑、毛发干枯、肌肉瘦削、便干尿少等诸多临床表现的病证。

秋天承夏暑之湿热，终于冬月之寒凉，其间天气由湿热转向寒凉。秋燥的发生与湿度下降有很大的关系。

所以阴液不足是燥邪致病的主要发病机制之一，简单地说，体内水分不足，人自然会感到干燥。当然，这种干燥不是通过单纯地喝水就可以缓解的，燥邪伤害的是人体的阴液，包含脏腑的阴津、血液等多种人体必要的生理物质。当人体阴液不足或是人体感受到了外界的燥邪时，抑或内外燥邪相互引动时，人体就会出现燥邪致病的情况。

燥邪分为"温燥""凉燥"两种：初秋天尚暖，此时的燥邪为温燥；深秋天寒，此时偏寒的燥邪为凉燥。根据寒热相兼的不同，温燥有别于温病，凉燥多伴寒凉而非外界寒冷，二者基本的病机同为"燥胜则干"。

另外，可能伤阴的热邪在体内太久也有可能化燥。在由夏入秋的时候，天气可能还有点儿炎热，这时我们也要注意燥和热的"夹击"，不要让夏天和"秋老虎"的热在我们体内埋下燥的隐患。进入深秋，天气转凉，人若感染秋令凉燥之邪，灼津耗液，则会出现恶寒重，发热轻，头痛无汗，口、鼻、咽干燥，咳嗽痰少等凉燥的症状。

我们对待燥证要以预防为主。自古以来，中医便强调"上工治未病"，主张"未病先防，既病防变，病愈防复"，防患于未然，救弊于萌芽。出现燥证以前，人体通常在很长的时间内都处于亚健康状态，中医可提早干预、提早治疗、截断／扭转症状发展、防止人体从健康或亚健康状态向疾病状态发展。

中医对亚健康状态有多种调治方法，在长期的临床实践中，总结了调摄情志、适度劳逸、合理饮食、谨慎起居等养生调摄之术，发明了食疗、针灸、推拿、气功、导引、内外药物治疗等多种调治方法。

欲防燥邪，要先谨避致燥之外因，如风、热、寒、燥等外界因素，其次要预防和阻止人体进入亚健康状态，我们要养成良好的生活习惯（如早睡），平时注意膳食合理搭配，兼而食之，五味搭配均衡，不偏嗜某味，尤其是辛辣燥热、味厚黏腻的食物。食物的性质与药性一样，也有寒、温、润、燥之分，需寒、温、润、燥适宜，在体质上有所偏者，则宜依体质调整饮食及起居。

13　秋季食疗方

三花粥

此粥化瘀止痛。此方为治疗血瘀型病证的食疗方。有此类病证的患者常嘴唇紫暗，皮损暗红，且皮损处伴有疼痛感，女性患者常月经血块明显，经色暗红。

食材

生槐花 30 克
凌霄花 30 克
红花 15 克
粳米 100 克

步骤

- 将粳米淘洗干净；
- 往生槐花、凌霄花、红花中加入清水，煎汁，去渣留汁；
- 将粳米放入汁中煮成粥。

用法用量

煮粥服食。每日早、晚各一碗，7 日为 1 个疗程。

禁忌证

孕妇、崩漏者禁用。

槐花

- 味苦，性微寒；
- 凉血止血，清肝泻火。

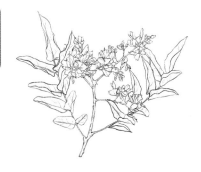

银花知母粥

此粥清热毒、和脾胃。此方为治疗痤疮的常用食疗方，特别适合胃火炽盛的患者食用。此类患者皮损鲜红、按压时疼痛，其他症状主要有容易有口气、口舌生疮等。

食材

金银花 9 克

知母 10 克

生石膏 20 克

粳米 60 克

步骤

● 将粳米淘洗干净；

● 将金银花、知母、石膏加适量清水一同煮 20 分钟，去渣取汁；

● 药汁与粳米一同入锅，加适量清水，煮成粥。

用法用量

煮粥服食。每日 1 剂，7 日为 1 个疗程。

禁忌证

脾胃虚寒者不宜服用。

知母

● 味甘、苦，性寒；

● 泻火解毒，养阴生津。

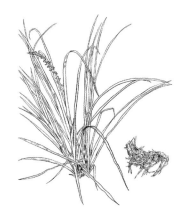

山楂橘皮饮

此方解郁健脾，消食开胃，美白皮肤。

食材

山楂 15 克

橘皮 10 克

蜂蜜适量

步骤

- 将山楂、陈皮一同煮 20 分钟，待稍凉，去渣留汁；
- 药汁加蜂蜜调用。

用法用量

随餐服用。每日 1 剂，7 日为 1 个疗程。

禁忌证

糖尿病患者慎用蜂蜜。

山楂

- 为酸、甘，性微温；
- 消食积，散瘀血。

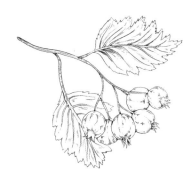

地冬饮

此饮滋阴、养血、润燥，适合在秋季易出现咽干、皮肤干燥的痤疮患者。此方为治疗粉刺的常用食疗方，特别适合皮疹多见于双颊、额头的患者饮用。此类患者皮疹炎症并不明显，多为皮色粉刺，并自觉皮肤干燥明显，时有瘙痒。

食材

生地黄 10 克

麦冬 9 克

天冬 9 克

五味子 10 克

茯苓 10 克

薏苡仁 10 克

炒白术 10 克

莱菔子 10 克

步骤

- 将上述原料分别洗净；
- 往上述原料中加入清水（可加入较多的清水），以小火煎水留汁；
- 将药汁代茶饮，分次服用。

用法用量

代茶饮，每日频服。

禁忌证

脾胃虚寒、平素常便溏者不宜食用。

白术

- 味苦、甘，性温；
- 健脾益气，燥湿利水。

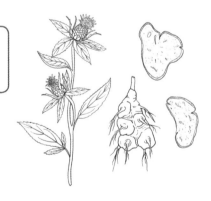

冬瓜绿豆汤

此方为治疗痤疮的清湿热食疗方。配方中的原料为冬瓜、绿豆、薏苡仁，三者简单易寻，有清热利湿之效。

食材

冬瓜 200 克

绿豆 60 克

薏苡仁 30 克

步骤

- 将冬瓜、绿豆、薏苡仁用清水洗净；
- 往上述原料中加入清水，以小火煮，取汤。

禁忌证

脾胃虚寒、平日大便清稀、痛经者不宜饮用。

用法用量

文火煮汤，可随餐服。

> **薏苡仁**
> - 味甘，性凉；
> - 渗除脾湿，健脾止泻。

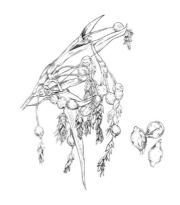

桑葚大枣汤

此汤味道酸甜，可养血解毒，补益脾胃。此方是治疗皮肤黯淡、起疹的食疗方，对皮肤无光且平日睡眠不佳的患者效果更佳。

食材

桑葚 30 克

百合 30 克

大枣 10 克

青果 9 克

步骤

- 将上述原料以清水洗净，大枣去核；
- 加适量清水煎煮，去渣取汁。

禁忌证

中焦湿热、便秘、多食易饥者不宜饮用。

用法用量

代茶频饮，每日 1 剂，连服10~15 剂。

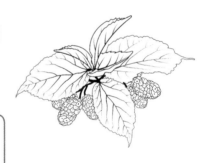

桑葚

- 味甘酸，性微寒；
- 补肝益肾，生津润肠，乌发明目。

冰糖银耳茅根银花汤

此汤味道偏甜、清凉、微苦，可清热解毒，凉血疏风，常常用于治疗丘疹、粉刺，对多见于额、颊、鼻旁的炎症性丘疹尤为有效。此方可凉解肺热，为治疗肺经风热型痤疮的优选食疗方。

食材

银耳 10 克

竹叶 5 克

白茅根 30 克

金银花 10 克

冰糖 100 克

步骤

- 将竹叶、白茅根、金银花分别用清水洗净，银耳洗净后用温水浸泡胀开；
- 用适量清水煎煮竹叶、白茅根，每煮沸 15 分钟取药汁一次，再加入清水煎煮，反复三次，三次药汁合并备用；
- 将银耳与药汁同入锅，用小火煎至银耳烂熟后，加冰糖调匀；
- 将金银花撒入银耳汤中，稍煮沸后即可饮用。

用法用量

随早晚餐服食，5~7 日为 1 个疗程。

禁忌证

风寒感冒，见咳嗽咳痰、鼻流清涕者不宜饮用。

银耳

- 味甘、淡，性平、无毒；
- 补脾开胃，益气清肠，滋阴润肺。

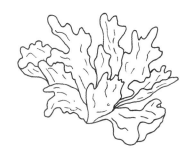

14 冬天来了

《黄帝内经》记载："冬三月，此谓闭藏。水冰地坼，无扰乎阳；早卧晚起，必待日光；使志若伏若匿，若有私意；若已有得，去寒就温；无泄皮肤，使气亟夺。此冬气之应，养藏之道也。逆之则伤肾，春为痿厥，奉生者少。"

冬天是一年中白昼最短、黑夜最漫长、气温最低的季节，天寒地冻，滴水成冰。春生、夏长、秋收之后，就是冬藏。

冬天是"藏"的季节，阳气深藏起来，等待来年春天萌发。所以，冬季养生要注意不要过度耗费阳气。人体在白天阳气盛，故应昼出工作、锻炼身体，在夜间阴气盛、脏腑运转速度减缓、正气相对薄弱，故应在夜间休息、保证充足的睡眠。冬天昼短夜长，我们要早睡晚起，等太阳出来了再起床活动，天黑就准备休息。

冬天，我们也要把皮肤"藏"起来，注意保暖，避免耗伤阳气，在情志上，也要有"藏"的念头，做到安静内敛。

15　冬天要养肾

《黄帝内经》记载："肾者，主蛰，封藏之本，精之处也。其华在发，其充在骨，为阴中之少阴，通于冬气。"肾与冬气相通，因此，我们在冬天要注意养肾，为来年春天养精蓄锐。

肾是"先天之本"，贮藏着从父母那儿继承的先天之精和来自水谷精微的后天之精。故肾阴又称元阴，是人体阴液的根本，是生长、发育和生殖的物质基础。肾的阴阳既要丰润，又要相对平衡、协调。

如果肾阴亏损，使精不化血、精不化气，那么精血、肾气都会不足，月经异常就会随之而来。若精血亏虚，则头面失荣，若阴不制阳，则虚火上炎，熏灼面部，血热滞结，从而产生黄褐斑。肾阴不足还会导致全身阴液枯竭，皮肤会因缺少津液、精血濡养而变得干燥、出现皱纹。

另一方面，肾阳是全身阳气的发源地，是人体温煦生化的根本，阳气对皮肤起到温煦、卫护的作用，同时阳气促进血液循环、加速新陈代谢。而津液、阴血在阳气的推动与气化下输布于皮肤各处以发挥濡养作用。肾阳不足，阳气温煦、推动、气化的功能就会受损，皮肤就会失去温养，血络亦会不畅，导致皮肤黯淡无泽。

肾为水火之脏，肾之阴阳互根互生，因此，我们在滋补肾阴时也要注意温补肾阳，以阳中求阴。但是，阴虚火旺者在温补肾阳时要慎重，否则容易加重虚火上炎，致使颜面生疮、长痘。阴虚火旺者可以注意滋阴，以清热降火。在生活中，枸杞子、山药、黑豆、黑芝麻可以滋阴益肾，核桃仁、韭菜等则可以温补肾阳。

肾"其华在发"，这表明肾和毛发关系密切。《黄帝内经》云："肾之合骨也，其荣发也，其主脾也，是故……多食甘，则骨痛而发落。"如今，脱发成了困扰很多人的一大问题，脱发的病因有虚实两种，其中虚证便包括了肾气不足、血虚、气虚三者。

肾气不足会导致白发、脱发。肾藏精，精化血，血为发之余，因此，血虚不足以濡养身体也会导致脱发。气虚则会导致皮肤干燥、头发枯槁。想要养护一头乌黑亮泽的秀发，就不能忽视养肾。

五脏是人体生命活动的中心，我认为其中最为重要的就是作为先天之本的肾，和作为后天之本的脾。这两脏对保持人体健康和皮肤荣润尤其重要。前文已经提到，脾主运化，是气血化生之源，与人体健康、皮肤荣润休戚相关，对面部的气血状态起着决定性作用。

肾精继承于父母，又需要脾运化的水谷精微不断滋养；脾运化水谷精微则需要肾中阳气的温煦功能。肾与脾相互影响、相互作用，我们在调理时也应注意滋补肾精以促进气血化生，填补肾阳以温煦脾的运化。脏腑之间彼此联系，我们在顺时养生、滋养对应脏器的同时，也不能忘记人体是一个整体。调和脏腑，因时而动，不使外邪侵袭身体，皮肤自然也会呈现健康的状态。

16　冬天防"寒"

冬天寒冷，寒邪成了最主要的外邪。寒为阴邪，易伤阳气，收凝毛窍、经络，容易导致皮肤苍白、生出冻疮。如果皮肤卫气不充，腠理不固，得不到温煦，遇到风寒侵袭而无力驱散，就可能出现风团等疾病。寒气会导致血瘀、气血运行不畅，进一步影响脏腑功能，使皮肤得不到濡养。因此，我们在冬天要注意防寒保暖，适当食用一些温补的食物，比如羊肉、牛肉、山药、红糖。

《黄帝内经》云："**春夏养阳，秋冬养阴。**"也就是说，春夏之际宜充养阳气，扶助其根本；秋冬之际宜调养阴精，使阴精丰润而濡养五脏。这样就可以达到内外兼顾，保养皮肤，延缓老化的目的。四序推迁，气因时而变，"人在气交之中，顺之则得其所，逆之则疾病生"。"顺时而养"是中医养生的重要组成部分之一。

"**随顺四气，无违天时**"是顺时而养的重要内涵。适应自然，顺应自然变化，发挥主观能动性，按照相应规律养生防病，是中医养生的关键环节。秋冬养"阴"，乃顺"收""藏"之意调养。"冬三月"，地气闭塞，阳气伏藏——冬气应"藏"。

"早卧晚起""去寒就温"即为应"藏"而养。可见，冬天养"阴"时，应"沉""降""收""藏"，固密阴精，不散不泄而养，即对应"收""藏"冬气。

"养阳""养阴"强调应四时"生长收藏"之气而养。春夏顺应生发、上浮、宣泄养阳，秋冬顺应沉降、收藏养阴。对"阳""阴"的理解应关注其属性范畴而非局限于"阳气""阴气"的简称、"阳盛则热""阴盛则寒"的惯性思维。四时阴阳养护蕴含的养生之"道"，意在循顺逆、知利害，不悖自然规律，顺时调摄，积极预防，治于未病。

所以，在冬天，我们在饮食方面应当遵循"冬食热，以养于阴"，即食用温度适当的食物以免伤害脾胃，且可适当加以其他食物或药物以助阳气，达到宣发阳气至表以调和营卫、温煦脏腑的目的。在严寒的冬天，人体的生理功能处于减缓的状态，热量消耗少，而胃肠道功能相较在其他季节更强，有利于营养成分的吸收和利用，增加机体的抗病能力。

"三九补一冬，来年无病痛"，说的就是这个道理。

在冬天，进补方式较多，可食补、可药补。食补最为方便，我们在冬天可常吃牛肉、羊肉、山药、核桃、桂圆、大枣，以煲汤、炖煮的方式为主。药补最为常见，服汤药、饮膏方、食药膳，大家可根据自己的体质、病情进行调养。

17 冬季食疗方

生姜桂枝粥

本方可发汗解表散寒，适合冬季外感风寒致风寒郁表的人群食用，亦可治疗风寒型荨麻疹。

食材

生姜 10 片
桂枝 3 克
粳米 50 克
红糖 30 克

步骤

- 将生姜、桂枝用温水洗净，以纱布包好，将粳米淘洗干净；
- 将药包放在砂锅中，加入适量清水，用大火烧开后，转小火煎煮半小时，弃药包，留汁待用；
- 净锅上火，加入适量清水，烧开，下入粳米，用大火再次烧开后，打去浮沫，改中火煮成稀粥；
- 加入药汁与红糖，稍煮即可食用。

用法用量

煮粥服食。每日 1~2 次。

禁忌证

热性病症患者如出现高热（发热重、恶寒轻）烦躁、咽喉肿痛、大便干结、舌质呈红色等症状，则禁止食用。

生姜
- 味辛，微温；
- 解表散寒，温中止呕，温肺止咳，解毒。

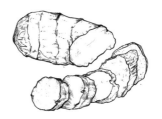

黑豆益母草粥

此方具有活血祛瘀的功效。黑豆益母草粥可以活血调经，调和冲任，亦可消除皮肤水肿。血瘀型痤疮患者服用黑豆益母草粥可缓解症状，如面部出现的红色丘疹、脓疱、结节，舌质暗或有瘀斑。

食材

黑豆 150 克

益母草 30 克

桃仁 10 克

苏木 15 克

粳米 250 克

红糖适量

步骤

- 将益母草、苏木、桃仁用清水洗净、切碎，将粳米淘洗干净；
- 将益母草、苏木、桃仁放入锅中，加入适量清水，煎煮 30 分钟，去渣取汁；
- 将黑豆加入药汁和水中，煮至八成熟，下入粳米煮粥，粥煮烂后加红糖即可。

用法用量

煮粥服食。早晚各食用 1 小碗。

禁忌证

孕妇及便溏者慎用。

益母草
- 味苦、辛，性微寒；
- 活血调经，利水消肿，清热解毒。

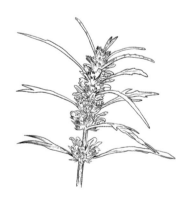

八宝祛斑粥

八宝粥是大家在腊八节食用的传统粥品，而八宝祛斑粥是在八宝粥的基础上，选用可直接食用的中药与其他食材共同熬制的。此粥具有补血养气安神的功效。

食材

生薏苡仁 10 克

芡实 10 克

莲子 15 克

生山药 30 克

白扁豆 10 克

赤小豆 15 克

大枣 10 枚

粳米 200 克

冰糖适量

步骤

- 将除冰糖外的原料以清水洗净；
- 往洗净的原料中加入适量清水，煎煮 40 分钟；
- 放入粳米同煮，待粥煮熟后，加入适量冰糖调味。

芡实
- 味甘、涩，性平；
- 善固肾涩精，补脾止泄。

用法用量

煮粥服食。早晚各食用 1 小碗，久服效果甚佳。

禁忌证

消化不良者慎用。

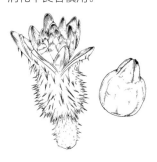

荔枝粥

《泉州本草》及《长寿药粥谱》均对荔枝粥有记载，此粥具有生津养血、温阳益气的作用，适合气血两虚型荨麻疹患者。此粥亦可辅助治疗由脾胃虚弱导致的胃脘隐痛等。

食材

荔枝干 15 枚

粳米 100 克

红糖适量

步骤

● 将粳米、荔枝干淘洗干净；

● 将淘洗干净的食材放入锅中，加入适量清水，锅烧开后下入粳米和荔枝干，煮成稀粥，再加入适量红糖，再煮一会儿即可食用。

用法用量

煮粥服食。每日 1 碗。

禁忌证

阴虚火旺者（症见头晕耳鸣、五心烦热、潮热盗汗等）慎用。

荔枝

● 味甘、微酸，性平；

● 生津止渴，补脾益血。

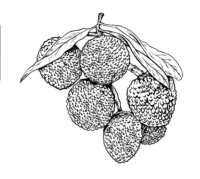

当归粥

当归是常用的可以补血活血的药材，当归与大枣、粳米共同熬制而成的当归粥则是一道传统药膳，具有很好的补血、活血功效。此粥可以调理因血虚导致的面色萎黄、肌肤失养。

食材

当归 15 克

红枣 5 枚

粳米 50 克

冰糖适量

步骤

- 将当归、红枣用温水洗净，将粳米淘洗干净；
- 往洗净的当归、红枣中加入适量清水，共煎 20~30 分钟，取药汁；
- 将粳米放入药汁中，加水煮熟，用适量冰糖调味后即可食用。

用法用量

煮粥服食。早晚空腹时，待粥温热后再食用，10 次为 1 个疗程。

禁忌证

腹泻者及孕妇慎用。

当归
- 味甘、辛、性温；
- 补血、活血，调经止痛，润燥滑肠。

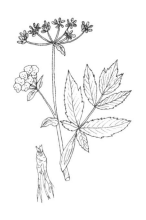

黄芪山药粥

此粥可以补脾益气、养血填精，适用于治疗各类因气血虚弱所致的虚羸之证。

食材

当归 20 克
生黄芪 50 克
丹参 25 克

地肤子 25 克
生地黄 20 克
熟地黄 20 克
制首乌 20 克

防风 15 克
甘草 10 克
黑芝麻粉 50 克
鲜山药块 50 克

枸杞子 10 克
红糖适量
粳米 60 克

步骤

- 将生黄芪、丹参、地肤子、当归、生地黄、熟地黄、制首乌、防风、甘草 9 种食材用温水洗净，将粳米淘洗干净；
- 将洗净的 9 种食材以纱布包好，放在砂锅中，加入适量清水，用大火烧开后，转小火煎煮半小时，弃药包，留汁待用；
- 净锅上火，添入适量清水，烧开，下入粳米、黑芝麻粉、鲜山药块及枸杞子，再加入适量红糖，用大火烧开后，打去浮沫，改中火，

煮成稀粥后再加入药汁，煮一会儿即可食用。

用法用量

煮粥服食。每日 1 碗，10 日为 1 个疗程。

禁忌证

表实邪盛、气滞湿阻、食积停滞、痈疽初起或溃后热毒尚盛等实证患者，以及阴虚阳亢者不可食用。

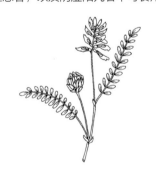

> **黄芪**
> - 味甘，性微温；
> - 补气生阳，益卫固表。

三果美白饮

此方的功效以清热生津、疏滞美白为主。此饮品适合于有黄褐斑以及皮肤暗沉者饮用。此饮品制作方便，材料简单。

食材

生梨 1 个
苹果半个
甜橙 1 个
柠檬果汁少许

步骤

- 生梨、苹果去皮、去核，切成块状，甜橙对半剖开后去皮、去核；
- 将上述水果榨汁，滴入柠檬汁，即可饮用。

用法

榨汁为饮，可代茶饮。

禁忌证

脾胃虚寒者、糖尿病患者慎用。

梨
- 味甘、微酸，性凉；
- 清热生津，润燥化痰。

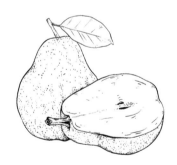

养颜饮

此方的功效以养血润燥、清热疏风为主。此方对以风热血燥证为主的皮肤病患者的疗效颇佳。

食材

黑芝麻 25 克

何首乌 25 克

杭菊花 15 克

步骤

- 将以上原料洗净；
- 将原料放入锅内，加入适量清水，小火煮半小时后即可饮用。

用法用量

代茶饮，每日 1 次。

禁忌证

脾胃虚寒、便溏者忌用。

杭菊花

- 味甘、苦，性微寒；
- 疏散风热，平肝明目。

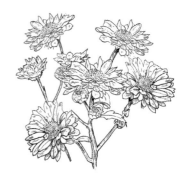

首乌茶

此为陈老的经验方，用单味首乌代茶饮，可以治疗腰膝酸软、须发早白、耳鸣等症状。

食材

何首乌 1~2 克

步骤

● 将何首乌研磨成细粉，用水冲泡，加盖 3~5 分钟，代茶常饮。

禁忌证

痰湿壅盛、便溏者忌用。

用法

代茶饮。

> **何首乌**
> ● 味苦、甘，性平；
> ● 解毒、消痈、截疟、润肠通便。

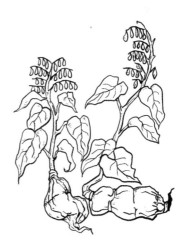

川芎松花饮

本方可散瘀、祛痛、止痒，是陈老用多年经验总结出来的治疗扁平疣的配方，制作简单。

食材

川芎 15 克

干松花蕾 10~20 个

白糖适量

步骤

- 将川芎洗净、切片，将干松花蕾洗净、捣碎；
- 将川芎、干松花蕾一同放入瓦锅内，加入适量清水，置大火上烧沸，再用小火煎煮 25 分钟，停火后去渣留汁，加入白糖搅匀，即成。

用法用量

每日 2 次，每次服 150 克。

禁忌证

出血性疾病患者、孕妇忌用。

川芎

- 味辛，性温；
- 活血行气，祛风止痛。

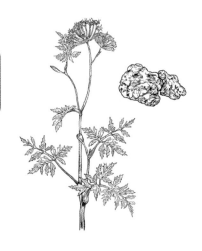

贞红花生汤

此方味甘性平，常用于调和气血。此方适用于治疗如脾胃不舒、月经不调、情绪失常等由气血失和引起的各类疾病，用途广泛。

花生仁 15 克

红花 1.5 克

女贞子 15 克

冰糖 30 克

步骤

- 将女贞子打碎；
- 往打碎的女贞子中加入花生仁、红花、冰糖，加入适量清水，煎汤。

用法用量

煎汤代茶饮，并吃花生仁，每日 1 剂。

禁忌证

孕妇，活动性出血者慎用。

女贞子
- 味甘、苦，性凉；
- 滋补肺肾，明目乌发。

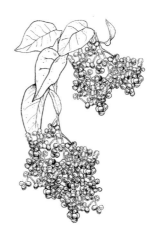

花生赤小豆枣蒜汤

此方常用于补养气血、除湿解毒，尤其适合皮损呈苔藓样变，伴有脱屑，瘙痒明显的患者饮用。此方不仅能够除湿、解毒、止痒，还可调节全身气血，补中和胃。

步骤

- 将以上食材一同放入锅内，加入适量清水，煮汤。

用法用量

煮汤服，早晚分服。

> **花生**
> - 味甘，性平；
> - 润肺，和胃。

食材

带衣花生米 90 克

赤小豆 60 克

红枣 60 克

大蒜 30 克

禁忌证

平素脾胃胀满，舌苔厚腻等脾胃虚弱的患者不宜饮用。

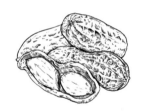

侧柏桑葚膏

此方常用于治疗斑秃。此膏制作简捷，便于贮存，食用方便，对有头皮脂溢、瘙痒脱屑、头晕目眩、口干口苦等血热生风症状的斑秃常有良效。

食材

侧柏叶 50 克

桑葚 200 克

蜂蜜 50 克

步骤

- 用适量清水煎煮侧柏叶 20 分钟，去渣留汁；
- 往药汁中加入桑葚，继续用小火煎煮 30 分钟，去渣取汁；
- 往药汁中加入蜂蜜，继续搅拌、煎煮，浓缩至药汁稠密如膏状，放置至常温后储存备用。

用法用量

饮服时每次取一匙，用沸水将药膏冲化，早晚各服 1 次。

禁忌证

糖尿病患者慎用。

侧柏叶

- 味苦、涩，性寒；
- 凉血止血，祛风湿，散肿毒。

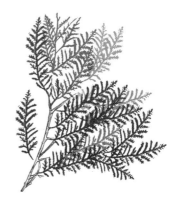

桑葚蜜膏

此方常用于治疗黄褐斑。此膏便于储存，食用方便，尤适合伴有乏力、眼目干涩、腰膝酸软、畏寒肢冷等脾肾不足症状的黄褐斑患者食用，对改善皮肤斑点及全身症状均有一定作用。

食材

桑葚 100 克

黑芝麻 50 克

制首乌 30 克

当归 220 克

麦冬 20 克

生地黄 20 克

蜂蜜适量

步骤

- 往除蜂蜜外的 6 种食材中加入适量清水，用小火煎煮 30 分钟后提取第一道药汁；
- 重复以上步骤 3 次，将 3 次提取出的药汁合并，用小火煎煮 30 分钟；
- 浓缩至药液稠密如膏状，加入与药膏等量的蜂蜜搅拌均匀；
- 将药膏再次煮沸后停火，放置至常温后储存备用。

用法用量

饮服时每次取一匙，用沸水将药膏冲化，早晚各服 1 次。

禁忌证

糖尿病患者，平素易腹胀、腹泻者慎用。

> **地黄**
> - 味甘、苦，性寒；
> - 清热生津，凉血、止血。

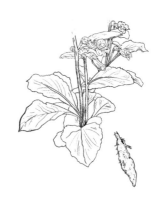

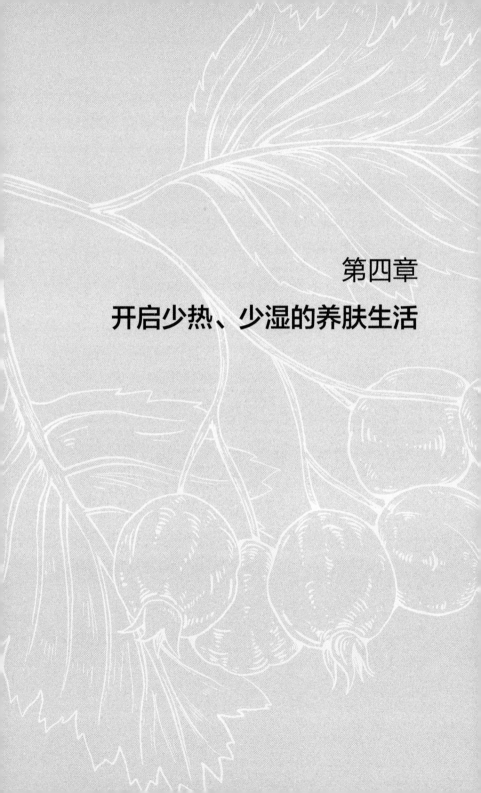

第四章

开启少热、少湿的养肤生活

01 《黄帝内经》中的养肤智慧

总有人问我，为什么我已经 102 岁了，皮肤还是那么好。其实，我的护肤方法并没有多少神奇，主要是因为我的中医辨证思维和坚持了数十年的健康的生活方式。

我的日常饮食遵循《黄帝内经》中"**五谷为养，五果为助，五畜为益，五菜为充，气味合而服之，以补精益气**"的要求，坚持以五谷为主，蔬菜、水果、鱼、肉为辅。

我每天一定要吃新鲜的蔬菜和水果，这有利于补充维生素和膳食纤维，有益于维持皮肤的健康状态和促进胃肠道的消化功能。价廉物美的西红柿和芹菜是我最爱吃的。我每天晚上 9 点还会准时吃一顿水果餐，通常是 500 克左右的苹果、橙子或猕猴桃。

此外，我非常注意养心。心为君主，是最重要的器官。在古代中国，人们认为心就代表着大脑。心如果出了问题，五脏六腑都会出问题。

如何养心？《黄帝内经》有四个字：**恬淡虚无**。不要贪名利、富贵，不要跟别人攀比，也不要嫉妒别人，有多少，就要多少。总把自己看得低一点儿，把别人看得高一点儿。

总的来讲，我认为平和的心态对维持良好的皮肤状态最为关键。我经历过很多的困难，但是我始终把"恬淡虚无"四个字作为最重要的人生信条。养心是一切养生方法的根基。

02 养成好的养肤习惯，至少需要坚持 28 天

我的日常生活像钟表一样准时、有规律。我认为，人与自然是不可分割的整体，人的生命活动受到自然环境因素的影响，只有按照"**人与天调**"的养生原则，做到"**人与天地相参，与日月相应**"，才能天人合一，保持健康的体魄和良好的精神。

我的生活非常规律，每天都在循环往复：早上 6 点左右起床，吃好早餐、喝好水、排净宿便后，就开始一天的工作；晚上回到家里，吃过晚饭，我通常一边看新闻联播和焦点访谈节目，一边做运动，然后就开始看书、学习直到夜里 11 点，之后洗漱、按时上床就寝。

无论多忙，我一定会尽最大的努力不熬夜。睡眠不足，面色就不可能好看；生活不规律，气血就不会调顺，人就不会有好的身体。便秘和失眠，多半是生活不规律造成的。

皮肤的新陈代谢周期是 28 天，因此，护肤习惯也得坚持

至少 28 天才会有效果。从今天开始，养成好的生活和护肤习惯吧，坚持下去，一定会有效果的。

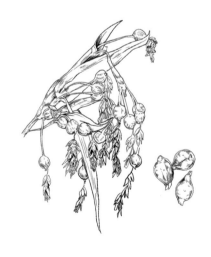

03 小习惯有大功效

每天早起时，大家刚刚睁开眼睛后还需要留出几分钟用来清醒，也要给从躺着到坐着留出一定的时间，让身体适应姿势变换。慢起、慢坐都非常重要。早起时，大家可以先坐起来，然后将双臂缓缓伸到头顶上方，伸个懒腰。

我在早上刚睡醒时都要做些伸展运动，在此之前还会揉搓一下关节，热热身，不让身体一下子紧张起来。热身的部位主要有四个。

腿：从大腿根按摩到脚踝 20 次，防止静脉曲张。

膝盖：按摩膝关节 20 次。

小腿肚：使劲揉 20 次。

脚：扳开脚趾 20 次，揉脚心 20 次。

平时的很多小动作对维持健康十分有益。

现在，大部分人一天中的大部分时间都是坐着的，而且一坐就是很长时间。久坐之后拍拍身体、跺跺脚十分有必要。通过外力作用促进皮肤、皮下血管的舒张，可以疏通经络。

在如厕时，大家可以养成进行**叩齿运动**的习惯。叩齿运动即上下牙相互轻轻叩击，能够强化牙床、牙龈、牙根，增强牙齿力量。这个小动作还可以促进口腔唾液分泌，帮助消化。叩齿运动很适合在如厕时练习，因为从中医上来讲，排尿时人的肾气流泻，此时叩齿有助固摄肾精、强壮骨骼。

刷牙时，大家则可以练习**提肛**的动作。刷牙的时候，大家可以顺便吸气并收腹、提肛，呼气时放松肛门。此动作连做 10~20 次，可加强提肛肌的力量，能够缓解痔疮和便秘。另外，做这个动作时还可以练习腹式呼吸，效果会加倍。

04 我们需要晒太阳，但是也一定要防晒

我们是应该晒太阳的，因为人体需要从阳光中吸收维生素 D，补充足够的钙。如果长期不晒太阳，人就会缺钙，而且心情容易变得很差，这些也会反映到皮肤上。不过，长时间直接暴露在阳光下是出现皮肤问题的重要原因之一，因此防晒是非常有必要的。

我经常晒太阳，不过晒的时候一般都会避开阳光最烈的时候，多在下午 3 点到 4 点之间晒。此外，我晒太阳的方法是，不晒脸，晒后背和腿脚。去晒太阳的时候，我会穿薄一点儿的衣服，这样后背和腿脚都能被晒到。

我们在晒太阳的时候要注意保护好脸，涂防晒霜，使用戴遮阳帽、撑遮阳伞、戴口罩等物理防晒方式，避免让皮肤直接接触太阳光。此外，为了不让身体里的水分流失，平时我们还得多吃点儿水果，特别是富含维生素 C 的水果，比如猕猴桃、草莓、西红柿或橘子。

有关防晒的问题，我还需要多说两句。在海边玩耍或爬

山的时候，我们**越觉得凉爽，紫外线可能越强**。因此，我们不能把紫外线强度视为日照强度。即使是雾天、阴天，也是有紫外线的，我们都要注意防晒。

另外，现在的年轻人使用电子产品的时间特别长，而在玩手机、在电脑前工作的时候，其实也是需要做好防晒的，**长期使用电子产品也是皮肤光老化的重要原因之一**。

防晒是一个需要长期坚持的事情。其实年轻人的皮肤比老年人的皮肤更容易受到紫外线的伤害，只不过累积的伤害到了年纪稍长时才会以色斑、皱纹等方式显现出来，因此**防晒一定要趁早开始**。

05 步行能力极为重要

在北京贝满女中（现北京 166 中学）读书时，我不仅喜欢游泳、打球，短跑、掷铁饼等田径项目的成绩也很优秀。现在年龄越来越大了，工作也很劳累，不过我仍然坚持每天适度运动。

俗话说"人老腿先老"，无论是什么年纪，我们都要保持腿部的灵活。我 99 岁那年有一次摔倒了——摔倒对老年人来说是个很大的问题，很多人都是因为摔倒了，之后一病不起——在恢复了一点儿之后，我就开始锻炼我的核心力量。我扶着凳子做"金鸡独立"，练了一年多，终于感觉自己的腿部力量完全恢复了。

我每天都是坐着工作，那么我晚上必须坚持走路，才能保持腿脚不衰老。80 多岁的时候，我还坚持每天快走 5 000 步。后来，由于住所周围缺乏运动场所，我就在家里坚持走路运动。

为了精确地控制运动量，我专门买了计步器，每天检查自己是否达到了规定的运动量。每天晚饭后，我总是一边听新闻联播一边在客厅里快走。有时外出回来晚了，为了完成当天的运动量，我就在坐公交时半道下车，然后走回家。我常对学生们说："运动不仅是锻炼身体，也是锻炼毅力，一个人连这点儿事都不能坚持，那么他什么事都不会做好。"

　　运动锻炼虽然有利于健康，但运动过度也会造成身体损伤。我认为《黄帝内经》中记载的"**久视伤血，久卧伤气，久坐伤肉，久立伤骨，久行伤筋**"非常有道理，过度劳作会损伤人体正气，影响健康。所以，我总是注意根据自身的承受能力掌握适度的运动量。在耄耋之年，我仍保持每天 5 000 步的运动量，90 岁之后逐步减少到 3 000 步以下。

06 让肚子饿一饿

我吃东西很有节制。

一是口味清淡，我不仅绝不吃辛辣和肥甘厚味，也不偏嗜饮食五味中的任何一味。

二是控制食量，因为"**饮食自倍，肠胃乃伤**"，所以我会"**饮食有节**""**已饥方食，未饱先止**"。我们既不能禁不住美食的诱惑而嗜食无度，也不要盲目减肥、为了追求"骨感美"而禁绝水谷。

我的午餐虽然丰富，但我常常只吃八分饱，晚餐只吃六分饱。

要注意，再好吃、再有营养的食物，吃到七八分饱也不要再吃。这样才可以给肠胃留出休息、缓冲的空间，才能更好地长时间保持正常的胃肠道功能，为机体源源不断地提供充足的营养。

07 抹在脸上的要简单，吃到肚子里的要复杂

我一直信奉一个信条——抹在脸上的要简单，吃到肚子里的要复杂。我用的护肤品都很简单，基本上只有最普通的凡士林和我自己调制的一些含茯苓、珍珠粉、西洋参等药材的简单的护肤品。

皮肤的功能最主要的不是吸收，而是屏蔽和保护，所以不是抹的东西成分越复杂，皮肤就吸收得越多。为了让皮肤更加精致无暇，很多人曾把各种护肤品都往脸上"堆"，认为总有一款护肤品会让肌肤状态变得更好，但结果往往适得其反。因为肌肤也有自身的耐受性和承受极限，有时候过多的"甜蜜负担"，叠加使用各种类型的产品，反而会让肌肤不堪重负。

因此，花大精力关注涂抹到脸上的东西，远不如在入口的东西上下功夫有效。我吃得一般都很"杂"，尽可能保持食物的多样化。如何做到食物的多样化？很简单，让餐桌上

的颜色尽量丰富一点儿就可以了。

对于蔬菜，我讲究尽量"好看"一点。遵循中医"**五色归五脏**"的理论，在蔬菜的选择上，我会灵活搭配绿色的绿叶菜、黄瓜，红色的西红柿、胡萝卜，白色的茭白、豆腐，黄色的山药、土豆，黑色的紫菜、豆豉……用各色的食物保证全面的营养。

对于主食，我经常将各种食物混合在一起使用，因为每种食物的营养价值都不同，没有任何一种食物包含人体所需的全部营养素，也没有一种营养素具备所有食物的功能。

例如大米缺乏赖氨酸，而豆类的赖氨酸含量比较高，小米含亮氨酸比较多。五谷杂粮混合熬粥可以充分发挥氨基酸的作用，相互取长补短，提高氨基酸的利用率。我们熟悉的腊八粥和八宝粥，就要比单纯的白米粥营养价值更高。

我们家熬的粥经常换，很少喝白米粥，都是各种米加在一起。我到超市去买米的话，什么米都买，不管是黄米、绿豆，还是红小豆、黑米、大麦米、大芸豆，等等，我全都会买一点儿回来，煮粥时各种都用上。我煮粥的时候，会将各种米放一块儿来煮：今天可以以芸豆、红小豆为主，明天可以以黑米和大麦米为主。我有时也在粥里放点儿葡萄干。这样，粥里的食物种类就很丰富，喝一碗粥也就饱了，而且营养也很充足。

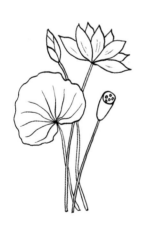

08　有三种东西，我不吃

我们知道了吃什么，还得知道不能吃什么。**我自己有三不吃：不吃辣的、不吃生冷的、不吃油腻的。**这个"三不吃"原则，我坚持了一辈子。

辣椒含有的成分会刺激皮脂腺分泌。对本身就是油性皮肤的人来说，因为日常分泌的油脂比较多，本身长痘痘的概率就大，吃完辣的食物以后，会刺激皮肤分泌更多的油脂。若油脂得不到及时清洁，就容易堵塞毛孔，从而导致粉刺、痘痘的产生。辣的食物一般都伴随着重油重盐，吃了太多辣的、油腻的食物，胃肠功能就可能发生紊乱，这也是引起痘痘的原因之一。

当然，辣椒也有开胃、富含维生素等优点，适当食用对人体有一定好处。因此，大家如果无辣不欢，那么为了平衡辣椒对身体的影响，平时就应该多喝水，同时多吃蔬菜水果，做到膳食均衡。

生冷食物容易生湿，会损害脾胃功能，令身体消化功能紊乱、湿气内生，引起肌肤老化、黑眼圈和水肿等问题。生冷食物易影响脾胃运化养分及水液，使脾胃无法将养分输送到皮肤各处。太多的水液滞留在体内会形成"湿"，破坏肤质。湿重的人容易面泛油光，而油脂会毛孔堵塞，因而这类人群易长暗疮。

当然，大热天时喝热饮也是一件很难受的事，尤其是对已经习惯喝冷饮多年的朋友来说，不喝冷饮谈何容易。习惯喝冷饮的朋友，只要微调一下饮用时间，将冷饮多放置一会儿再喝，或将冷饮含在嘴内一会儿，待暖化后再慢慢吞下，就可以减小喝冷饮造成的健康问题的概率。

随着现代人生活质量的改善，油腻的食物越来越多地出现在大众的视野中，油腻的食物大多含有较多的脂肪，并且食物热量也比较高，经常食用油腻的食物，很可能使身体产生自由基，加快皮肤的衰老。

此外，食用较多油腻的食物还可能引起消化不良，从而致人出现便秘，经常便秘会使身体内的垃圾、毒素无法及时排出，而这些垃圾、毒素滞留身体内会导致色素沉淀，也会使皮肤变得暗黄粗糙。

做到"三不吃"原则，会逐步实现全身营养、器官机能、内环境状态的改善，让大家真正从内而外焕发活力和光彩。

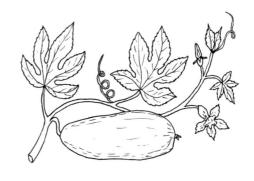

09 我的一日三餐

晨起

我每天早晨先喝 200 毫升的西洋参枸杞水，同时把枸杞子和西洋参吃掉。这些食疗药材能补精益气，保证一天精神饱满。

注意：这个方子适合常出汗、乏力、口干口渴等肾亏气虚体质的人服用，易上火的人最好不要饮用。

早餐

小时候，我爸爸带我吃西餐，给我留下了非常深刻的印象，我觉得西餐很好吃。直到现在，我的早饭还是以西式早餐为主：一杯牛奶泡燕麦片，一个包子或是小窝头。

午餐

我的午餐菜肴相对丰富一些，菜品尽量"五颜六色"：绿色一般是油菜、盖菜、空心菜等，红色为西红柿、水萝卜等，而白色则是豆腐、鱼等。我每顿饭只吃七八分饱，吃饭时间约 40 分钟，并且细嚼慢咽。

晚餐

我的晚餐以菜为主，我还会再喝一碗粥。粥的原料是各种各样的杂粮，如小米、绿豆、黄豆、红豆、黑米、大麦米、芸豆，有时我还会在粥里放点儿葡萄干、莲子、小枣。

晚上的水果餐

因为白天没时间，所以我在晚上吃水果：比如在晚上9点半，我吃半个橙子加一个猕猴桃。此外，我还会吃一个大枣和一个核桃，这是为了补脑、健脾、通便；我还要吃几粒花生米。花生米被誉为"长生果"，营养非常丰富，但由于脂肪含量高，所以每天吃七八粒就行了。

10 让自己专注做事

80岁时，我学会了使用电脑，现在为徒弟修改论文、讨论学术问题，都是通过电子邮件。忙里偷闲时，我也会打打游戏，上网看看新闻。生活充实了，心情自然愉悦，美丽便由内向外散发出来。

我基本每周都要给自己安排一些工作。我虽然已经102岁了，但还是需要给自己找点儿事情做，要不然一直在家待着会越来越懒。华佗曾对弟子说："**人体欲得劳动，但不当使极耳，动摇则谷气得消，血脉流通，病不得生。譬如户枢，终不朽也。**"

正所谓"流水不腐，户枢不蠹"，坚持"动起来"，让自己有事可做才是生命力旺盛的关键。有事做的最大好处不只是在得与失、成与败中成长，还能让身体在吸入大自然的能量后将其转化为体内的有形的力量。当专注于一件事时，专注程度会自然而然地将你和杂七杂八的事隔离开。你越是专注，就越能从心底发掘出生活中的精华。专心致志地完成目标，可以帮助你实现自我价值，让浮躁的心境逐渐平静下来。排除杂念，排除万难也是难得的心流。

《黄帝内经》里有一段对话："**帝曰：形弊血尽而功不立者何？岐伯曰：神不使也……针石，道也。精神不进，志意不治，故病不可愈。今精坏神去，荣卫不可复收。**"意思就是说，为什么很多患者会出现精气败坏、意识涣散，各种治疗都无效的情况呢？针、砭和药物等一切疗法，之所以能够对患者产生治疗作用，关键在于人的精神、气血能对治疗做出反应，这样，疾病才有可能痊愈。如果患者精神衰微、意识涣散，那么任何治疗方法也无法发挥应有的作用，即使使用多种治疗方法，也很可能劳而无功，疾病不会因此痊愈。

这段话也可以推广到我们的生活中。我们应该用心感受生活，而不是被外界的信息和欲望所左右。现在获取信息的渠道太多，很多人沉迷于各种娱乐节目和明星八卦，忽视了自己的身心健康，变成了"空心人"。他们总是想要得到一些东西、或者过分关注某些人，却忘了关注自己的内心和所处的环境。这样的生活方式会导致"形神分离"，也就是身心不协调，无法实现身心的共振。要想真正养生，就要找到一个合适的目标，专注于实现它，让自己获得心流，这样才能达到心身合一的境界。

电子设备上的视频、图文是很有趣，我也很喜欢看，但是不能被它牵着走。吃饭，就专心吃饭，不要一边吃饭，一边开着电视，看节目；学习，就专心学习，不要一边开着视频一边学，这是自欺欺人。专注了，神才不会散，心身协调了，人才能长久地保持健康。

所谓的修身养性，其实就是管得住自己，用年轻人的话说，就是要自律。专注做事，是最好的自律方式。

11　别给自己太大压力

现在的年轻人面临的竞争压力比我年轻的时候要大得多，但是，无论如何我们都要想到，无论是工作还是生活中的压力，都是外在的事情，都要记得身体健康是自己的，一定要想办法给自己减轻压力。

对于减轻压力，我自己奉行"四少"原则。

心中事少：不要管（或从容地对待）小事，不要管太多闲事。

口中话少：少说话为妙，说话费精神、费力气、费脑子。

腹中食少：不要吃太多，七八分饱足够。饮食要特别有节制，好的不多吃，不爱吃的也要吃。

自然睡少：每天睡 7~8 小时就足够了，睡太多人就会变得越来越懒。

大家如果感觉自己平时的压力特别大，有睡眠不好的困扰，可以试试下面两个能够养心静气的小方子。

莲子龙眼汤

食材　带莲心的莲子 30 克、龙眼肉 20 克、冰糖少量。

心火重的人，可以加带莲心的莲子 10 克，龙眼肉 20~30 克。

步骤　将以上食材洗净后，置于锅中，加入 500 毫升清水，用小火煮一个小时。

龙眼能益心脾、补气血，莲子有清心降火的作用，莲心碱还能有效地缓解心律不齐。做莲子龙眼汤的时候，大家一定要选择带莲心的莲子，因为莲心清心火作用更好。在晚上经常失眠多梦的人，也可以在睡前泡一杯莲子茶来喝，能帮助提高睡眠质量。

大枣山楂饮

食材 大枣 30 枚，山楂 30 枚。

步骤 将以上食材洗净后，置于锅中，加两碗清水，煮沸，再用小火熬至一碗。

用法 不拘时饮用。

禁忌证 血脂高的人可以常年饮用。糖尿病患者慎用。

红枣能补气、安神、养血、健脾胃，而熟山楂不仅能缓解肉食积滞，还有助于扩张血管、预防动脉硬化。

12 保养皮肤，没有捷径可走

保养皮肤没有捷径可走，最关键的是要坚持不懈，你越早做保养，越能更久地维持住皮肤的良好状态。皮肤养护过程中没有"弯道"可以"超车"，完全取决于你想要自己的皮肤保持在什么样的状态。对皮肤的重视程度，要做加法，要持续重视对皮肤的保养。

保养皮肤，重在养生。养生主要分成两个方面，一是养心，二是养身，以收心求静为基础，这叫作"修性养心"；以养精固本为归宿，这叫作"修身养命"。

养生必须落实到养心上。我参照古人的智慧和自己的生活经验摸索出了一套"四不为"法则，也就是<u>不追求名利、不愤怒怨恨、不伤神思虑、不过度劳累</u>。

心绪繁杂，思虑过重，则神驰、精耗、损寿。多疑、多思不但不益于健康，反而会导致心绪郁结，引发各种疾病。因此，在生活中大家要保持乐观，尽量不为琐事所扰，以坦荡、开朗的胸怀直面生活，从容处事。

在养身方面。生命在于运动，但过度的运动未尝能起到延年益寿的效果。一些人在运动时过于追求速度、力量、频率，这样很容易造成运动损伤。运动的目的并不仅仅是为了身体健康，还应兼顾心理能力和社会适应能力的提高。

尤其对老人来说，老人的身体素质本来就比不上年轻人，若老人进行剧烈运动，极易造成身体损伤：强度太大，心肺受不了；对抗性太强，关节、肌肉撑不住。而"慢运动"的对抗性小，受伤概率低，强度不大，更适合老人的身体状态。一般来说，老人做一次剧烈运动后，可能需要一定时间来恢复身体，而如果做"慢运动"，则完全没有这种担忧。

现在，很多"慢运动"都融入了生活。早上的晨练，晚间的散步，平时的遛狗、买菜、做饭、拖地，当所有这些活动都成为生活习惯，长期坚持就不成问题了。不过，老人在进行"慢运动"时要合理安排时间，避免过度疲劳，也一定要注意休息时间，保证身体得到充分的休息和恢复。

写在最后：
大弟子曲剑华的心愿

和陈老不一样，说实话，我在上大学前，对中医没什么概念，也从来没立志要当医生。小时候，我对医生的概念还是限于家里有人生病了，去医院之后医生能给看好，觉得这个职业挺有价值的。

我考大学的时候是 20 世纪 80 年代。我是理科生，很喜欢数学，从小就想当老师。高考的时候，我的第一志愿报的就是北京师范大学的数学系。但是，当年录取率很低，录取结果滑到了第二志愿，我就到了首都医科大学中医药学院读书。就这样，我懵懵懂懂地开始学习中医。

刚开始学中医的时候，我真的觉得很吃力，特别是在阅读中医典籍的时候，想准确理解古人说的话真是不容易。不过，我挺执着的，要是看不懂，我就一遍又一遍地看。到后来，我慢慢地发现中医的阴阳五行、脏腑、气血等理论的适用范围特别广泛，我越来越觉得这些理论既深奥，又神奇，就越来越想学，钻研得也越来越深了。

1986 年，我毕业了，那时候我们还是分配制度，我被分配到了北京中医医院外科。我年轻的时候身体并不是很好，特别瘦，记得当时想去献血，但是因为体重没到 45 千克，就被血站的工作人员劝住了。学医的人都知道，住院医生非常忙，基本上是连轴转，我经常是早上在病房查房，上午到手术室手术，下手术还要给其他患者换药、拆线等，晚上还会去病房值夜班，就这样周而复始。我虽然干劲十足，但是渐渐感到体力不支。第二年的元旦，轮到我值班的时候，正值着班，我就晕倒了，醒来的时候我就已经在病床上了。

当时虽然还是很想上临床，但是因为体力实在支撑不住，我就被调到了北京市中医研究所做文献研究工作。文献研究工作也并不轻松。有一段时间，我负责了一个国家青年自然科学基金项目。那段日子里，我一般是一早去病房取血，上午赶去大观园那边的首都医科大学送血液样本，下午去菜户营的实验室做离心、染色体的研究工作……就这样忙忙碌碌，内心很充实。

我那时没想到，这段经历竟然会对我的人生产生如此大的影响。在中医研究所，我遇到了我一生的恩师——陈老。我还记得第一次见到老师的场景：她一身淡灰色的中装，特别优雅。

研究所老一辈的专家老师们都特别刻苦，治学非常严谨。学术研究工作需要坐得住冷板凳，很多老师都是数十年如一日地钻研文献、医案、在实验室埋头做实验。

老师曾任中医研究所办公室主任，但她一直没有离开一线临床。皮肤科的门诊量一直很大，除了繁重的科研工作外，老师一周还要出三次门诊。她看病特别细致，给患者问诊的时间很长，耽误吃饭是常有的事情。老师会用一个铝制小饭盒带午饭。很多时候，看完上午最后一个患者时已经到下午1点多了，于是她就用研究所的小炉子热饭吃，吃完之后几乎没什么休息时间，就又开始下午的门诊了。

当时的老师60多岁，已经是北京市的名医了，而我还是个刚刚毕业的小孩，个性也害羞。我看到老师那么努力工作，对患者那么尽心尽力，发自内心的感动。虽然想法还不是很清晰，但我知道，我希望自己能成为像老师那样的医生。踌躇多时，终于，我鼓起勇气通过文献室的符老师向老师转达了我的意向：看陈老总是出诊到很晚，我想在她出诊的时候帮她抄方、跟诊学习。没想到，老师说，之前她注意到了我，感觉我是个很认真、努力的学生，愿意带着我学习。

就这样，我和老师慢慢熟悉起来，恰好我家离老师家也不远，我和老师就有了更多相处的机会。我遇到不懂的问题，老师会不厌其烦地耐心讲解和指导。初入皮肤科，我有很多不明白的问题，每当有问题时我就会用蓝色的纸拓写留存的底方，及时问询或集中请教。可以说，是陈老领我入了中医皮肤科的门。

以前上大学的时候，我对老师夫妇和北京中医药大学的渊源了解得不是很多，偶尔听同学讨论过，但也不是很清楚。老师从不张扬，她自己的事情，别人不问，她自己也很少提起。后来，跟老师熟悉起来后，她才慢慢跟我谈起了自己以前的一些事。

老师和哈先生是北京中医药大学的主要创办人。那时是20世纪50年代，国家百废待兴，特别是中医药高等教育，更是处于初始阶段。即使有国家的大力支持，他们夫妇二人的全力以赴，开办中医药高等院校仍然是困难重重。当年创办北京中医药学会的时候，学会没有办公的地方，他们就把自家门诊一层 100 平方米的空间无偿提供给学会办公；后来，他们又停了自家的门诊，全身心投入到办学中。这相当于把自己谋生的手段停掉了，但他们毫无怨言，还觉得自己做得不够好。

北京中医药大学第一届的学生刚来的时候，因为教室不够，只能在打乒乓球的地方教学，老师和学生们把乒乓球台移开，一百多个学生，每个人拿个马扎上课。学习条件太艰苦了，有很多人来了没几天就退学了，老师到现在还觉得很对不起那些学生们。

北京中医药大学第一届的学生中有很多人都成了中医名家。我们听前辈讲，当年陈老的办公室的灯光经常彻夜不灭，这成了他们记忆中最温暖的回忆。

在学校的筹备工作最紧张的时候，哈先生已经病得很重了。据老师回忆，哈先生多次吐血，当时眼睛都是黄的，别人看到了都说："你这是患了黄疸的眼睛，怎么还来上班？"

作为一个医术精湛的医生，哈先生不可能不知道自己的身体情况，可他愣是放下了自己的病，直至把学校的事情料理完，才住进医院。

过度的劳累，加上延误了治疗时间，哈先生至此一病不起。那时，老师只有三十多岁。

"我的思想负担很重，家里只有我们两个大人，他走了，我怎么办？"

哈先生去世后，她独自带着三个年幼的子女，很少跟别人提起其中的艰辛。老师跟我说，除了坚强，她没有别的办法。

老师一直都是一个很少考虑自己的人。十几年前的一天，老师找到我，说她有个心愿，她在临床上积累了不少方子，对治疗痤疮、色斑等损美性皮肤问题很有效，她看到患者因为皮肤问题而忧心忡忡，工作、生活都受到了影响，就希望能把这些方子都捐给北京中医医院进行研发，让更多的患者能在平时就保护好自己的皮肤。

于是，在多方共同努力下，老师的方子经过现代工艺加工，做成了中药护肤品，现在已经销往多国，广受好评。但是很多人不知道，在收益上，老师分文不取。

现在的人很难理解老师的举动。还有一个学生问过我："陈老就这么把自己的东西无偿地送出去了？"

是的，老师就是这样的一个人。

作为学生，跟在老师身边，老师的品德和她的医术对我的影响一样深。记得刚从外科转到皮肤科的时候，我很不适应。皮肤科患者的情况往往很复杂，很多人因为家庭、工作等多方面的压力，再叠加不好的生活习惯，导致了严重的痤疮、色斑，同时，皮肤问题影响了他们的心情，这又进一步加重了病情。很多人到处求医问药，久病不愈，非常痛苦。作为医生，我看在眼里，急在心里。

那时，遇到很疑难的病例时，我都会向老师请教，有时把作业发给老师。老师总是不厌其烦地解答我的问题，每一份作业下面都有大段的评语。对待学生，老师总是毫无保留，把自己的所学倾囊相授。

跟随老师学习的过程让我对临证有了与之前完全不同的体会，也让我对皮肤问题产生了很大兴趣。拜师三年后，我顺利出师。再后来，我也开始带学生了。老师的教学风格对我的影响特别深。中医讲究临证，在课上学到的课本里的东西和实际情况是不一样的。现在我也让我的学生们定期总结医案、写心得体会，并留下照片，大家及时探讨沟通，这样进步得比较快。

在老师看来，皮肤问题反映出脏腑、气血、阴阳出了问题，内在的平衡被打破了。所以，她也一直在临床上遵循这样的思路，用内外结合的办法治疗皮肤病，这在中医皮肤科学界和中医美容学界也是有开创意义的。

老师尤其重视脏腑辨证，特别看重脾胃。她还认为"舌乃心之苗、脾之外候"，因此在问诊的过程中非常注重舌诊。她创立了"文质"学说，还首先提出了炎症性皮肤病由"热、湿、毒、淤"四因导致的观点，并确立了"清肺胃、调肝脾"的治疗法则。

老师强调内外调通、气血调畅、阴阳调和、脏腑调顺，即中医皮肤病的"内、外、气、血"——"四维"诊疗体系。她的一系列理论和实践，在中医皮肤科学界及中医美容学界都有很重要的影响。

在接诊时，老师也是宽厚温和的。老师师承哈锐川先生、传承赵炳南先生，也继承了哈老、赵老优良的医疗作风——把患者当成亲人，亲切对待每一位患者。

皮肤病严重起来，不仅给患者带来了身体上的痛苦，对患者的外表也有损害，还让患者难受得寝食难安，很多患者因为久治难愈，心理压力也特别大。老师接诊患者，不止于精准施治，还关心患者的心情，不光治身，还治心。

记得之前有一次，一个妈妈带着自己的孩子来看病。小患者年纪不大，始终低头不语，细心的老师见状，查看完小患者的情况后，就先请妈妈到诊室外稍等片刻，再单独向小患者细细地询问衣食住行、情绪、顾虑等方方面面的情况，让小患者敞开心扉。她认真地和小患者交流，最后，小患者的心结被解开了，老师做到了身心同治。

还有一次，门诊来了一位患皮肤病的年轻女孩。细心地问诊后，老师发现因为她盲目节食减肥和熬夜，还出现了月经稀少的症状，因此面色萎黄、皮肤干燥……老师细心察看了她的皮肤情况后，又语重心长地跟她分析了疾病的原因和将来可能发生的不良后果，耐心地告知：脾胃是人体的后天之本、气血化生之源，要想健康美丽，就不能没有规律的饮食和良好的生活方式。女孩非常愉快地保证调整好自己的饮食和生活，明白了只有健康才能美丽。

老师一直对所有的患者一视同仁，她见不得患者受苦。她的门诊号一号难求，经常有全国各地的患者大老远到北京中医医院求医问药，新疆的、广东的、海南的，甚至还有从国外专门赶过来的……他们没能挂上号，心里着急，老师看着也着急。她就跟患者说：先等一会儿，等到十点半，只要时间允许就一定给您加号。

老师从来不拒绝任何一个需要她的患者。我们做学生的，在老师身边看着她对患者这么耐心，也很受触动，想着自己也要学习老师，拉近和患者在心灵上的距离。

作为学生，作为医生，我从老师那里耳濡目染的是她的医德、医术，感受着的是她的大爱情怀、仁心仁术。老师已经一百多岁了，仍然精神矍铄，对生活充满了热情和活力，这也带动了我们这些在老师身边的人不懈努力，去传承，去发展。

老师是个爱运动的人。别看她年纪这么大了，她现在每天还坚持快走，而且是高抬腿的快步走。她年轻的时候就是运动健将——在学校里扔过铁饼，还在百米跑中得过冠军。到了九十多岁的时候，她常从电话里听说以前的老同学摔了跟头，所以她平时经常按摩双腿，活动全身各个关节，来保持身体灵活。我也是个喜欢运动的人，工作后曾拿过北京中医医院的跳远比赛第一名，从小就喜欢跳芭蕾舞。不过现在工作太忙了，等以后有机会，我还想捡起舞鞋再练练呢。

老师近 80 年的从医经历是一座丰厚的宝库，我希望老师的理论与经验能更好地被学习、整理、传承，为中医学，为需要帮助的人贡献一份力量，同时也希望老师的豁达、无私、坚强以及对中医事业的热情、执着的精神，健康、积极的工作态度和生活理念能被传播开来，鼓励所有中医医生把治病救人、教书育人的工作好好地做下去。

大弟子：曲剑华